低形成・異形成腎を中心とした

先天性腎尿路異常（CAKUT）の
腎機能障害進行抑制のための
ガイドライン

編集　厚生労働科学研究費補助金　難治性疾患等克服研究事業（難治性疾患等政策研究事業（難治性疾患政策研究事業））
「腎・泌尿器系の希少・難治性疾患群に関する診断基準・診療ガイドラインの確立」研究班

診断と治療社

刊行にあたって

　日本では，平成26年度より"「希少性」，「原因不明」，「効果的な治療方法未確立」，「生活面への長期にわたる支障」の4要素を満たす難治性疾患に対して，患者データベースも活用し，難治性疾患患者の疫学調査に基づいた実態把握を行って，科学的根拠を集積・分析することにより，診断基準・重症度分類の確立，エビデンスに基づいた診療ガイドライン等の確立，診断基準・重症度分類・診療ガイドライン等の普及および改正等を行い，難治性疾患の医療水準の向上を図ること"を目的として，厚生労働科学研究費補助金　難治性疾患等克服研究事業（難治性疾患等政策研究事業）が開始されました．

　本ガイドラインは，厚生労働科学研究費補助金　難治性疾患等克服研究事業（難治性疾患等政策研究事業（難治性疾患政策研究事業））「腎・泌尿器系の希少・難治性疾患群に関する診断基準・診療ガイドラインの確立」研究班の一事業として，日本小児腎臓病学会の全面的なサポートのもとに作成されたものです．

　先天性腎尿路異常（congenital anomalies of the kidney and urinary tract：CAKUT）は，上記の4要素を満たす難治性疾患ですが，小児期の慢性腎臓病（chronic kidney disease：CKD）や末期腎不全（end-stage kidney disease：ESKD）の最大の原因疾患であるにもかかわらず，その診療ガイドラインは世界的にもほとんど作成されていませんでした．その最大の原因は，CAKUTが希少疾患であり，その診断や治療・管理に関する質の高いエビデンスがほとんどなかったことではないかと思われます．

　しかし，上記のような日本の政策の方向性が示されたことに加え，次世代シークエンサー等を用いた遺伝子解析の進歩によりCAKUTの診断技術が向上したことや，欧米や日本でCAKUTを中心としたCKDコホート研究が行われ，いくつかの重要な知見が得られるようになったことなどから，CAKUTを対象とした診療ガイドラインを作成するに至りました．

　言うまでもありませんが，ガイドラインはあくまで診療を支援するためのものであり，診療を拘束するものではありません．このガイドラインを実際に臨床の現場でどのように用いるかは，医師の専門的知識と経験をもとに患者さんの意向や価値観を考慮して総合的に判断する必要があります．また，このガイドラインは恒久的なものではなく，今後，国内外の臨床研究で得られる新たなエビデンスをもとに順次改訂していく方針です．

厚生労働科学研究費補助金　難治性疾患等克服研究事業
（難治性疾患等政策研究事業（難治性疾患政策研究事業））
「腎・泌尿器系の希少・難治性疾患群に関する診断基準・診療ガイドラインの確立」研究班

研究代表者
飯島一誠

はじめに

　本ガイドラインが対象とする疾患は，先天性腎尿路異常（congenital anomalies of the kidney and urinary tract：CAKUT）である．CAKUT は，低形成腎，異形成腎，腎無形成，後部尿道弁や様々な下部尿路障害による閉塞性尿路疾患などを含む概念で，小児慢性腎臓病〔小児 CKD（chronic kidney disease）〕あるいは末期腎不全（end-stage kidney disease：ESKD）の最大の原因疾患であり，その早期診断と適切な管理が極めて重要である（なお CAKUT の訳語として従来「先天性腎尿路奇形」が一般的に用いられてきたが，臨床現場の用語として「奇形」の使用には議論があり，本ガイドラインでは「先天性腎尿路異常」の用語の使用を提唱する．ただし医学的な記述に「奇形」の使用を完全に排除することは現状では困難であり，本文中には一部使用した．用語の問題は，今後も検討を要すると思われる）．

　本ガイドラインは，CAKUT の各疾患・病態の定義を明確にすることと，CAKUT のなかでも特に低形成・異形成腎による腎機能障害の適切な管理方法の明示を目標とした．これまで CAKUT に分類される各病態の用語やその定義は必ずしも統一されておらず，しばしば混乱が生じてきた．本ガイドラインでは，それらの病態に対し一定の用語，定義の確立を試みた．また低形成・異形成腎による腎機能障害は乳幼児期からの発症，多尿・塩類喪失傾向等々，特有の問題点がある．さらにしばしば泌尿器科的随伴病態を認め，その管理が腎機能予後を左右することがある．本ガイドラインでは，低形成・異形成腎による腎機能障害の進行をいかに抑制するかという観点から，それらの随伴病態の管理に関しても記載した．なお CKD の一般的な管理については，日本腎臓学会から発行されている「エビデンスに基づく CKD 診療ガイドライン 2013」をはじめとしてすでに該当するガイドラインがあるため，本ガイドラインでは取り上げていない．

　さらに近年解明が進みつつある CAKUT の遺伝子診断についても取り上げている．特に様々な症候群に伴う CAKUT（いわゆる syndromic CAKUT）に関しては遺伝子異常の解明が進み，遺伝子診断の意義が高くなっている．

　最後に，CAKUT はいわゆる希少疾患であり，レベルの高いエビデンスは限られている．「本ガイドラインの作成について」でも述べるが，本ガイドライン作成にあたっては「Minds 診療ガイドライン作成の手引き 2014」に最大限準拠しつつも，narrative な記載も多くなっている．むしろ本ガイドラインが一助となり，日本から CAKUT に関する質の高いエビデンスが発表されることを期待している．

厚生労働科学研究費補助金　難治性疾患等克服研究事業
（難治性疾患等政策研究事業（難治性疾患政策研究事業））
「腎・泌尿器系の希少・難治性疾患群に関する診断基準・診療ガイドラインの確立」研究班
先天性腎尿路異常（CAKUT）グループ

研究分担者
石倉健司

作成組織・査読委員　一覧

■ 作成組織
厚生労働科学研究費補助金　難治性疾患等克服研究事業（難治性疾患等政策研究事業（難治性疾患政策研究事業））
「腎・泌尿器系の希少・難治性疾患群に関する診断基準・診療ガイドラインの確立」研究班
研究代表者：飯島一誠

■ 作成主体
厚生労働科学研究費補助金　難治性疾患等克服研究事業（難治性疾患等政策研究事業（難治性疾患政策研究事業））
「腎・泌尿器系の希少・難治性疾患群に関する診断基準・診療ガイドラインの確立」研究班
先天性腎尿路異常（CAKUT）グループ
研究分担者：石倉健司

【ガイドライン統括委員会】
石倉健司	国立成育医療研究センター器管病態系内科部腎臓・リウマチ・膠原病科
上村　治	日本赤十字豊田看護大学専門基礎（臨床医学）
佐古まゆみ	国立成育医療研究センター臨床研究開発センター臨床研究推進部臨床試験推進室
中井秀郎	自治医科大学とちぎ子ども医療センター小児泌尿器科

【ガイドライン作成チーム】
秋岡祐子	埼玉医科大学小児科
石倉健司	国立成育医療研究センター器管病態系内科部腎臓・リウマチ・膠原病科
上村　治	日本赤十字豊田看護大学専門基礎（臨床医学）
大森多恵	東京都立墨東病院小児科
佐古まゆみ	国立成育医療研究センター臨床研究開発センター臨床研究推進部臨床試験推進室
佐藤裕之	東京都立小児総合医療センター泌尿器科・臓器移植科
佐藤　舞	国立成育医療研究センター器管病態系内科部腎臓・リウマチ・膠原病科
永井琢人	愛知医科大学病院腎臓・リウマチ膠原病内科
中井秀郎	自治医科大学とちぎ子ども医療センター小児泌尿器科
濱崎祐子	東邦大学医学部小児腎臓学講座
原田涼子	東京都立小児総合医療センター腎臓内科
三上直朗	東京都立小児総合医療センター腎臓内科
森貞直哉	兵庫県立こども病院臨床遺伝科

【システマティックレビューチーム】
河合富士美	聖路加国際大学学術情報センター図書館
佐藤　舞	国立成育医療研究センター器管病態系内科部腎臓・リウマチ・膠原病科
原田涼子	東京都立小児総合医療センター腎臓内科
三上直朗	東京都立小児総合医療センター腎臓内科

■ 査読委員

【日本小児腎臓病学会】
里村憲一	大阪府立母子保健総合医療センター腎・代謝科

【日本小児泌尿器科学会】
坂井清英	宮城県立こども病院泌尿器科

目次

刊行にあたって ……………………………………………………………………………… ii
はじめに …………………………………………………………………………………… iii

作成組織・査読委員　一覧 ………………………………………………………………… iv
本ガイドラインの作成について …………………………………………………………… vii
CQ・推奨一覧 ……………………………………………………………………………… x

Ⅰ　CAKUT の疫学 ……………………………………………………………………… 1

Ⅱ　低形成・異形成腎 …………………………………………………………………… 5

1　総論 …………………………………………………………………………………… 6
　1　腎尿路の発生　6
　2　腎尿路の発生の分子メカニズム　7
　3　CAKUT の病因　7
　4　腎形成異常　8

2　症状 …………………………………………………………………………………… 13
　1　低形成・異形成腎の症状　13
　2　他臓器随伴病態　14

3　診断 …………………………………………………………………………………… 16
　1　血液・尿検査　16
　2　画像検査　20
　3　経過　24

4　CAKUT（特に低形成・異形成腎）の原因遺伝子と解析指針 ……………………… 26
　1　CAKUT の原因遺伝子　26
　2　CAKUT の遺伝子解析　30
　3　実際の遺伝子解析対象者の選定と解析手順　31
　4　遺伝子解析の手順　31
　5　CAKUT 遺伝子解析における問題点　32

Ⅲ　低形成・異形成腎の腎機能障害を進行させうる泌尿器科的随伴病態 … 35

1　総論 …………………………………………………………………………………… 36
2　後部尿道弁 …………………………………………………………………………… 37
　1　定義　37
　2　概要　37
　3　診断・検査　38
　4　管理・治療方針　38
　5　腎機能の予後　38

3　尿管瘤 41
1　定義　41
2　概要　41
3　診断・検査　41
4　管理・治療方針　42
5　腎機能の予後　42

4　尿管異所開口 43
1　定義　43
2　概要　43
3　診断・検査　43
4　管理・治療方針　44
5　腎機能の予後　44

5　巨大尿管 45
1　定義　45
2　概要　45
3　診断・検査　45
4　管理・治療方針　46
5　腎機能の予後　46

6　腎瘢痕 47
1　定義　47
2　診断　47
3　治療・管理　47

Ⅳ　低形成・異形成腎の管理法 49

CQ1　CAKUT の腎機能障害・成長障害進行抑制に水分・Na 補充は必要か？ 50

CQ2　低形成・異形成腎に対して薬物療法は腎機能障害進行抑制に有用か？ 53

索引 59

本ガイドラインの作成について

　本ガイドラインは，厚生労働科学研究費補助金　難治性疾患等克服研究事業（難治性疾患等政策研究事業（難治性疾患政策研究事業））「腎・泌尿器系の希少・難治性疾患群に関する診断基準・診療ガイドラインの確立（H26-難治等（難）-一般-036）」研究班のCAKUTグループにより作成された．

1 本ガイドラインの目的

　先天性腎尿路異常（congenital anomalies of the kidney and urinary tract：CAKUT）は，日本の末期腎不全（end-stage kidney disease：ESKD）の原因疾患の約40%を占め，最も頻度が高い疾患である[1]．したがって本ガイドラインの目的は，低形成・異形成腎を中心としたCAKUTの疫学，診断，腎機能障害を進行させうる泌尿器科的随伴病態，管理方法についてまとめ，適切な医療を提供し，腎機能障害進行を抑制し，CAKUT患者の腎予後改善に寄与することである．本ガイドラインのトピックは，低形成・異形成腎を中心としたCAKUTの腎機能障害進行抑制（腎予後の改善）である．

　本ガイドラインの対象患者は，ESKDに至っていない小児CAKUT患者〔CKD（慢性腎臓病）ステージ1～5〕である．

　本ガイドラインの使用対象者は，特に低形成・異形成腎による腎機能障害は乳幼児期から発症し，様々な随伴症状を伴うことから，小児期および移行期の腎・泌尿器疾患の診療に携わるすべての医師とする．小児科専門医が小児の腎臓専門医または小児の泌尿器科専門医への紹介時期を適切に判断できることも含め，本ガイドラインは日常診療の支援ツールとなるよう作成された．

2 本ガイドラインの作成手順

　本ガイドラインは，国際的に標準的な手順を示す「Minds診療ガイドライン作成の手引き2014」[2]を参考にして作成した．ガイドライン統括委員会，ガイドライン作成チーム，システマティックレビューチームを編成した．ガイドライン作成チームは，CAKUTの診療経験が豊富な小児の腎臓専門医および泌尿器科専門医，ガイドライン作成経験の豊富な小児科専門医から選定した．システマティックレビューチームには，ヘルスサイエンス情報専門員上級資格者に参画いただいた．システマティックレビューチームは，ガイドライン作成チームが策定したスコープに従って，基本検索式を用いて網羅的・系統的に文献検索を行い，エビデンスを総体的に評価した．主に用いたデータベースは，PubMed，医中誌Webである．検索対象期間は2014年12月までとしたが必要に応じハンドサーチを行った．原則として小児

を対象とした査読のある原著論文を選択し，英語と日本語以外の論文，および症例報告の論文を除外した．二次資料として 日本腎臓学会の「エビデンスに基づく CKD 診療ガイドライン 2013」と「小児慢性腎臓病(小児 CKD)診断時の腎機能評価の手引き」を使用した．

ガイドライン作成チームは，その結果をもとに，エビデンスだけでなく国内における診療状況も鑑み，益と害を考量して診療ガイドライン草案を作成した．

本ガイドラインでは，疫学，診断，腎機能障害を進行させうる泌尿器科的随伴病態については記述式で作成し，推奨は示さないこととした．管理方法については，CQ 形式で作成し，冒頭に推奨文と推奨グレード〔推奨の強さ(表1)とエビデンスの強さ(表2)〕を示し，解説のなかで背景にあるエビデンスを記載するスタイルとした．管理方法は，腎機能障害進行抑制を目的とした Na 管理，水分管理，薬物療法を取り上げた．CAKUT グループ会議にて，全章の発表と討論を行って診療ガイドライン草案を作成した．CQ の推奨グレードについては，メールにて投票(賛成，反対，その他意見)を行い，最終案を作成した．

2016 年 4 月に最終案について，査読委員 2 名(日本小児腎臓病学会 1 名，日本小児泌尿器科学会 1 名)の評価を受けた．並行して日本小児腎臓病学会ウェブサイトに公開し，パブリックコメントを募集した．2016 年 5 月に CAKUT グループ会議にて協議し，これらの質問に回答するとともに，必要に応じて追記・修正して，ガイドラインを確定した．

3 利益相反(COI)について

本ガイドラインの作成資金はすべて，厚生労働科学研究費補助金 難治性疾患等克服研究事業(難治性疾患等政策研究事業(難治性疾患政策研究事業))「腎・泌尿器系の希少・難治性疾患群に関する診断基準・診療ガイドラインの確立(H26- 難治等(難)- 一般 -036)」により支出された．

作成に関わったメンバー全員は日本小児腎臓病学会に，利益相反(COI)に関する申告書を提出し，当学会で管理している．

アカデミック COI については，複数の学会の学会員から委員を構成することによって配慮した．

4 今後の予定

本ガイドラインは，書籍発行されてから 1 年後を目途に，日本小児腎臓病学会ウェブサイト等に公開する予定である．また日本小児 CKD 研究グループと連携し，本ガイドラインの

表1 推奨の強さ

「1」	強く推奨する
「2」	弱く推奨する(提案する)

表2 エビデンス総体の強さ

A(強)	効果の推定値に強く確信がある
B(中)	効果の推定値に中程度の確信がある
C(弱)	効果の推定値に対する確信は限定的である
D(とても弱い)	効果の推定値がほとんど確信できない

臨床現場への普及状況を評価し，次回改訂に反映させる予定である．

5 ガイドラインの改訂予定

本ガイドラインは，日本における CAKUT に対し初めて作成された診療ガイドラインである．エビデンスの収集状況や本ガイドラインの臨床現場への普及状況を考慮して，3〜5年を目途に改訂を行う予定である．

6 本ガイドラインの使い方

ガイドラインを使用する際には，ガイドライン＝エビデンスに基づいた医療とは限らないことに注意すべきである．臨床現場で行われる診断法・治療法は，いまだ経験的なものが多くエビデンスが十分集積されていない．ガイドラインは医療者の経験を否定するものではない．ガイドラインは作成時点のエビデンスに基づいたものであり，エビデンスの量とレベルは将来変化しうるものであることを忘れてはいけない．ガイドラインは医療者や患者の意思決定に寄与する判断材料のひとつに過ぎず，使用者自身が批判的に吟味したうえで，患者の病状と医療環境，患者の希望を考慮し，医療者の経験を踏まえて，その推奨を患者に適用するかどうか決定するものである．また，本ガイドラインは医事紛争や医療訴訟における判断基準を示すものではない．

適応外薬を使用する際は，薬剤の特性，副作用を十分に理解している必要がある．適応外薬を安易に使用することは避けなければならない．また，適応外薬を使用して副作用などの問題が起きた場合には，医薬品副作用被害救済制度の補償対象とならない場合があることに留意する必要があり，このことは患者やその保護者にも周知しておく必要がある．

文献

1) Hattori M, Sako M, Kaneko T, Ashida A, Matsunaga A, Igarashi T, Itami N, Ohta T, Gotoh Y, Satomura K, Honda M, Igarashi T: End-stage renal disease in Japanese children: a nationwide survey during 2006-2011. *Clin Exp Nephrol* **19**:933-938, 2015
2) 森實敏夫，吉田雅博，小島原典子（編）：Minds 診療ガイドライン作成の手引き 2014. 医学書院，2014

参考　CAKUT 基本検索式

✦ PubMed

(((("Cakut"[Supplementary Concept] OR ("Congenital Anomalies"[TIAB] AND "Kidney"[TIAB] AND "Urinary Tract"[TIAB])) OR "Branchio-Oto-Renal Syndrome"[Mesh] OR branchio-oto-renal[TIAB] OR branchio-otorenal[TIAB] OR branchiootorenal[TIAB] OR Melnick-Fraser[TIAB] OR "BOR Syndrome"[TIAB] OR Branchio-Oculo-Facial[TIAB]) OR ("Papillorenal syndrome"[TW] OR "optic coloboma"[TIAB] OR "renal coloboma"[TIAB] OR "isolated renal hypoplasia"[TIAB]) OR ("Townes-Brocks syndrome"[TW] OR "Townes Syndrome"[TIAB] OR Townes-Brocks[TIAB])) OR (oligomeganephronia[TIAB] OR "renal dysplasia"[TIAB] OR "renal hypoplasia"[TIAB] OR "kidney dysplasia"[TIAB] OR "kidney hypoplasia"[TIAB] OR "scarred kidney"[TIAB] OR "renal agenesis"[TIAB] OR "Hereditary renal agenesis"[Supplementary Concept] OR (pelviectasis[TIAB] OR "fusion anomalies"[TIAB] OR ((("Kidney Diseases/congenital"[Mesh] OR "Kidney/abnormalities"[Mesh]) AND (((hypoplasia[TIAB] OR hypoplastic[TIAB]) OR (dysplasia[TIAB] OR dysplasic[TIAB])) OR (ectopia[TIAB]))) OR "reflux nephropathy"[TIAB])) AND Humans[MH]) AND English[LA]

✦ 医中誌 Web

((((CAKUT/AL) or (Branchio-oto-renal/AL) or ((鰓-耳-腎症候群/TH or bor 症候群/AL)) or (鰓弓耳腎/AL) or (先天性腎尿路奇形症候群/AL) or (腎コロボーマ症候群/AL) or (townes-brocks/AL) or (タウンズ/AL and ブロックス/AL) or (腎形成不全/TH or 低形成腎/AL)) or (異形成腎/AL) or (腎瘢痕/TH or 腎瘢痕/AL)) or ((腎形成不全/TH or 矮小腎/AL)) or ((腎症-逆流性/TH or 逆流性腎症/AL)) or 腎尿路奇形/AL))) and (PT= 会議録除く and CK= ヒト)

CQ・推奨一覧

CQ1	CAKUTの腎機能障害・成長障害進行抑制に水分・Na補充は必要か？	推奨グレード
	多尿を伴うCAKUT（特に低形成・異形成腎）では，水分・Naの補充が腎機能障害の進行抑制や，成長障害の改善を認める可能性があるので行うことを提案する．	2D
	CAKUTにおいてもCKDステージの進行とともに高血圧や溢水を伴う場合には，水分・Naの制限を行うことを提案する．	2D

CQ2	低形成・異形成腎に対して薬物療法は腎機能障害進行抑制に有用か？	推奨グレード
	高血圧を伴うCKDステージ2～4の低形成・異形成腎の小児では，腎機能障害進行抑制効果が期待できるため，ACE阻害薬を中心とした降圧薬による降圧療法を提案する．	2D
	低形成・異形成腎患者では腎機能障害進行抑制効果が期待できるため，球形吸着炭の使用を提案する．	2D

I　CAKUT の疫学

CAKUT の疫学

　先天性腎尿路異常（congenital anomalies of the kidney and urinary tract：CAKUT）は小児慢性腎臓病〔小児 CKD（chronic kidney disease）〕の最も重要な原疾患であるが，疫学情報は不足している．北米のレジストリのデータでは，CAKUT は出生 1,000 人あたり 3～6 例で生じると報告されている[1]．CAKUT 患者 312 例を 30 歳まで経過を追った欧州の研究では，末期腎不全（end-stage kidney disease：ESKD）への進行が年あたり 0.023 例であり，CAKUT のなかでも単腎と後部尿道弁を伴う低形成・異形成腎が進行のリスクであることが示されている[2]．同じく欧州のコホート研究では，腎代替療法が必要となる CAKUT 患者の腎代替療法開始年齢の中央値が 31 歳で，CAKUT 患者の成人期の管理の重要性が示されている[3]．一方，日本でも Hiraoka らが renal aplasia が 1,300 出生あたり 1 例であることを報告しているが[4]，日本小児の CAKUT の全体像を明らかにした疫学研究はほとんどない．

　CAKUT の最も重要な合併症は腎機能障害（CKD あるいは従来の慢性腎不全）である．透析患者や腎移植レシピエントといった ESKD 患者全体に関しては，少数ながら海外のみならず日本からも疫学研究の結果が報告されており，日本小児 ESKD の原疾患として CAKUT が 39.8％ を占め最も頻度が高いことが示されている[5]．小児の保存期（透析前）CKD に関しては，2010 年から日本小児 CKD 研究グループが，小児 CKD の実態調査と前向きコホート研究を行ってきた．2010 年全国実態調査では，日本人小児の CKD ステージ 3～5（生後 3 か月から 15 歳以上，ESKD は除く）の 447 例（平均年齢 8.7 歳；男児 272 例；ステージ 3，315 例；ステージ 4，107 例；ステージ 5，25 例）に関して情報を収集し，全患者の原疾患の 91.1％ が非糸球体性疾患であり，なかでも CAKUT が 278 例（全体の 62.2％）と最も多い原疾患であることが明らかになった[6]．またこの CAKUT 計 278 例の尿路系の合併症をみると，水腎 57 例，単腎 39 例，後部尿道弁 20 例，巨大尿管 19 例，多囊胞性異形成腎（multicystic dysplastic kidney：MCDK）14 例であった[7]．以上から日本の小児 ESKD，保存期 CKD ともに原疾患として CAKUT が最も頻度が高く重要な原疾患であることに加え，腎臓のみならず尿路の異常も多く合併することが明らかとなった．また CKD の有病率は小児人口 100 万人あたり 29.8 例であった．

　欧米ではイタリア[8]やスペイン[9]で，小児 CKD に関する同様の疫学研究が行われており，日本と同様 CAKUT が原疾患として最も多いことが示されている．また CKD の診断法や重症度に差異があるものの，日本より有病率が高く，このことは欧米の小児 ESKD 患者が日本に比較して多いこととも一致する[10]．

　今後遺伝子検査の急速な発展を背景に，CAKUT 患者の遺伝子異常がますます明らかにされていくことが期待される．そのため，CAKUT の疫学研究に関しても，今後遺伝子異常に

基づいた疫学情報の再構築が求められる可能性がある．

文献

1) Toka HR, Toka O, Hariri A, Nguyen HT: Congenital anomalies of kidney and urinary tract. *Semin Nephrol* **30**:374-386, 2010
2) Sanna-Cherchi S, Ravani P, Corbani V, Parodi S, Haupt R, Piaggio G, Innocenti ML, Somenzi D, Trivelli A, Caridi G, Izzi C, Scolari F, Mattioli G, Allegri L, Ghiggeri GM: Renal outcome in patients with congenital anomalies of the kidney and urinary tract. *Kidney Int* **76**:528-533, 2009
3) Wühl E, van Stralen KJ, Verrina E, Bjerre A, Wanner C, Heaf JG, Zurriaga O, Hoitsma A, Niaudet P, Palsson R, Ravani P, Jager KJ, Schaefer F: Timing and outcome of renal replacement therapy in patients with congenital malformations of the kidney and urinary tract. *Clin J Am Soc Nephrol* **8**:67-74, 2013
4) Hiraoka M, Tsukahara H, Ohshima Y, Kasuga K, Ishihara Y, Mayumi M: Renal aplasia is the predominant cause of congenital solitary kidneys. *Kidney Int* **61**:1840-1844, 2002
5) Hattori M, Sako M, Kaneko T, Ashida A, Matsunaga A, Igarashi T, Itami N, Ohta T, Gotoh Y, Satomura K, Honda M, Igarashi T: End-stage renal disease in Japanese children: a nationwide survey during 2006-2011. *Clin Exp Nephrol* **19**:933-938, 2015
6) Ishikura K, Uemura O, Ito S, Wada N, Hattori M, Ohashi Y, Hamasaki Y, Tanaka R, Nakanishi K, Kaneko T, Honda M: Pre-dialysis chronic kidney disease in children: results of a nationwide survey in Japan. *Nephrol Dial Transplant* **28**:2345-2355, 2013
7) Ishikura K, Uemura O, Hamasaki Y, Nakai H, Ito S, Harada R, Hattori M, Ohashi Y, Tanaka R, Nakanishi K, Kaneko T, Iijima K, Honda M: Insignificant impact of VUR on the progression of CKD in children with CAKUT. *Pediatr Nephrol* **31**:105-112, 2016
8) Ardissino G, Daccò V, Testa S, Bonaudo R, Claris-Appiani A, Taioli E, Marra G, Edefonti A, Sereni F: Epidemiology of chronic renal failure in children: data from the ItalKid project. *Pediatrics* **111**(**4 pt 1**):e382-387, 2003
9) Areses Trapote R, Sanahuja Ibáñez MJ, Navarro M: Epidemiology of chronic kidney disease in Spanish pediatric population. REPIR II Project. *Nefrologia* **30**:508-517, 2010
10) Harambat J, van Stralen KJ, Kim JJ, Tizard EJ: Epidemiology of chronic kidney disease in children. *Pediatr Nephrol* **27**:363-373, 2012

II　低形成・異形成腎

1 総論

　先天性腎尿路異常(congenital anomalies of the kidney and urinary tract：CAKUT)は多様な腎尿路形態異常の一群である．このうち低形成・異形成腎は日本小児の保存期慢性腎臓病(chronic kidney disease：CKD)[1]および末期腎不全(end-stage kidney disease：ESKD)[2]の最多原疾患であり，的確な診断と診療指針が求められる．低形成・異形成腎は矮小腎にしばしば尿路異常を伴い，時に腎外合併症とともに症候群を呈する．主病態は腎機能低下に基づく尿産生異常，水・電解質調節障害，内分泌機能障害であり，そこに尿路異常や腎外症候による病態が加わり多様な臨床像を呈する．腎の無形成，低形成，異形成について理解するためには，一連の発生過程で，いつ，どのような異常が起こるのかを考えることが重要である．

1　腎尿路の発生（図1）[3,5]

　腎臓は前腎，中腎，後腎の順に形成される．前腎と中腎は胎生期に消退し，後腎が永久腎の原基となる．後腎は排泄腔開口部近傍で中腎管の尾側から発生する尿管芽と後腎間葉から，尿管は尿管芽から形成される．これらは腎組織を形成しながら回転・上昇して後腹膜の頭側に移動する．

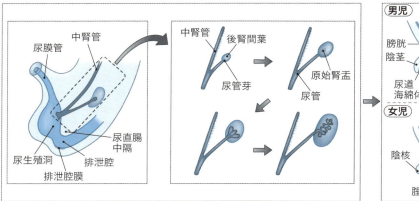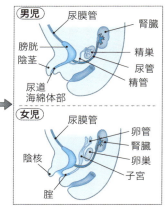

図1　腎尿路の発生
胎生5週，後腎は中腎管の尾側から発生する尿管芽と後腎間葉によって形成され，尿管・腎盂は尿管芽により形成される．分枝により伸長した尿管芽とその先端の後腎間葉の相互作用によってネフロンが形成される．胎生12週，排泄腔は尿生殖洞と直腸に区分され，尿生殖洞から膀胱が形成される．中腎管および中腎傍管は，それぞれ男性，女性生殖管の大部分を形成する．

(Moore P：腎泌尿器系．瀬口春道，小林俊博(訳)，ムーア人体発生学原著第8版．医歯薬出版，247, 2011 および Connolly JO, Neild GH: Congenital anomalies of the kidney and urinary tract. In: Johnson R, Feehally J, Floege J (eds) *Comprehensive Clinical Nephrology, 5th ed*. Elsevier, 614, 2015 より改変)

1 腎尿管の発生と機能獲得

腎臓の発生は，胎生 4 週に尿管芽が後腎間葉内に侵入して始まる．後腎間葉が尿管芽の分枝・伸長を促進し，尿管芽が後腎間葉の分化を促す相互誘導作用により発生過程が進展する．尿管芽の先端は繰り返し分岐し集合管を形成する．枝分かれした集合管は拡大融合して大腎杯を，引き続き分枝した集合管は融合して小腎杯を形成する．

一方，尿管芽に誘導された後腎間葉は間葉－上皮転換によって上皮化し管状構造を形成する．管は後腎胞，C 字体，S 字体へと形態を変化させ，近位端は陥凹し，内部に毛細血管が流入し糸球体が形成され，一方，遠位端は集合管と融合する．こうして糸球体，近位尿細管，遠位尿細管，集合管からなるネフロンが形成される．糸球体数は胎生 10 〜 18 週の間に徐々に増加し，32 週までその数は急速に増加して上限に達する．最終的にはひとつの腎臓につき 40 万〜 200 万個のネフロンを有するに至る．

胎児期の腎臓は超音波検査によって胎生 15 週頃から観察が可能となり，胎生 20 週には腎実質内部も明瞭に観察される．尿産生は胎生 9 週頃に始まるが，胎生 16 週までは尿が羊水産生にほとんど関与しないため，羊水量が腎機能を反映するのは胎生 16 週以降である．

出生後，腎長軸径は近位曲尿細管の伸長と間質の増生によりほぼ直線的に増加する．新生児の糸球体サイズは 65 〜 70 μm であるが，1 歳で 90 〜 110 μm，成人で 130 〜 170 μm と大きくなる．

2 腎臓の位置変化

後腎は腎門部を腹側に向け両側が接近して仙骨腹側に形成される．腹部骨盤部の成長に伴って腎門部が約 90°内側に回転しながら相対的に腹部へ上昇し，胎生 9 週までに後腹膜腔に位置する．

3 膀胱と尿道の発生

総排泄腔が背側の直腸と腹側の尿生殖洞に分割され，尿生殖洞から膀胱が形成される．尿生殖洞の骨盤部は男児では膀胱頸部と前立腺部尿道が，女児では全尿道が形成される．中腎管の尾側端は膀胱三角部を形成し，中腎管の退縮につれて尿管が膀胱に開口する．

2 腎尿路の発生の分子メカニズム[3,6]

尿管芽と後腎間葉の相互誘導作用により発生過程が進展する．後腎間葉から GDNF（glial cell line-derived neurotrophic factor）が分泌され，中腎管に発現する RET に作用して尿管芽を後腎間葉内に誘導し分枝・伸長させる．GDNF の発現は，EYA1，PAX2 などの転写因子によって促進的に，BMP4 によって抑制的に制御され，その結果，尿管芽の分枝が正確に行われる．

一方，ネフロンに分化する過程には間葉－上皮転換が重要である．後腎間葉に発現する WNT4 が促進的に，SIX2 が抑制的に働くことで分化が制御されている．

3 CAKUT の病因

CAKUT の病因は単一ではなく，染色体異常を含む遺伝的要因や環境因子などが複数関与しているとされる[7〜10]．低形成・異形成腎の 15% は遺伝子異常を病因とするが[8]，大部分の CAKUT の病因は不明である．母体の環境因子として，コカイン，エタノール，ゲンタマイ

シン，非ステロイド性抗炎症薬，レニン・アンジオテンシン系抑制薬などの薬剤による胎児期曝露があげられ[9]，胎内感染症のほか，妊娠前の糖尿病で CAKUT 発生率が高く[7]，妊娠初期に糖尿病にさらされることのリスクが報告されている[11]．

4 腎形成異常

　CAKUT では，腎尿路の発生過程に異常を生じた時期やその病因により，いくつかの腎形態異常を呈する．

　以下に述べる低形成腎と異形成腎は，発生過程で生じる障害が異なる点で別個の疾患と理解されるが，確定診断には詳細な組織学的検討が必要で，臨床上は分ける意義に乏しい．したがって慢性腎臓病（chronic kidney disease：CKD）診療においては，低形成腎と異形成腎は，明確に区別することなく低形成・異形成腎（renal hypodysplasia）として一括して扱われ，腎外合併症や下部尿路異常とともに包括的に管理される．

1 腎無形成（renal agenesis）

a）定義

　一側または両側の腎組織を認めない．

b）病因

　腎無形成は，胎生 4 週に生じる発生異常で，尿管芽の未発生や尿管原基が退縮することによって起こる．また，尿管芽が後腎間葉に侵入しないとネフロンの発生が誘導されず腎無形成となる．

c）臨床像

　一側腎無形成に関するシステマティックレビューは，1,000〜2,000 例に 1 例の頻度で発生し，男児に多いことを報告している[12]．対側の腎尿路異常を 32％ の症例に認め，膀胱尿管逆流が最多で 24％ の症例にみられること，腎障害として微小アルブミン尿を 21％ に，高血圧を 16％ に，推定糸球体濾過量（estimated glomerular filtration rate：eGFR）＜ 60 mL/min/1.73㎡ を 10％ に認める[12]．両側腎無形成では，Potter 症候群を呈し肺低形成のため生存は極めて困難である．

　同側の尿管は欠損しているか盲端を呈する．男児では精嚢腺嚢胞を伴うことが知られ，精巣，精管が欠損する例もある[13]．前述のシステマティックレビューは，子宮や腟の奇形の合併を 11％ と報告し[12]，腟欠損のため腟留血腫を呈する症例もある[14]．また，腎無形成を疑った場合は骨盤腎などの異所性腎を鑑別する必要がある．

2 低形成腎

a）定義

　腎長径が年齢相当の－2SD 未満の矮小腎．ネフロン数が明らかに少なく組織学的に腎皮質と髄質の構築は正常で異形成成分を含まない[15]．腎瘢痕など二次性の矮小腎とは区別される．低形成腎は，ネフロンの分布が正常な simple hypoplasia と，腎葉の数が少なくネフロンの分布が疎で肥大した糸球体・尿細管肥大を認める寡巨大糸球体症（oligomeganephronia，oligomeganephronic-hypoplasia）に区分されるが[16]，両者を区別する臨床上の意義は乏しく，同一疾患の可能性もある．

b）病因

後腎間葉細胞からのネフロンの発生が胎生期途中で停止することを病因とする[5]．

c）臨床像

低形成腎と診断するためには異形成成分がないことを組織学的に示す必要があるため，異形成腎との鑑別は困難であるが，軽度の低形成腎は腎臓超音波検査で皮髄境界を認める点で異形成腎と異なる．一般に低形成腎は異形成腎と異なり下部尿路の閉塞などの尿路異常を伴わないとされている．低形成腎の大部分は両側性に発生し，しばしば多発奇形症候群，Down 症候群，脳奇形に合併する[16]．

oligomeganephronia は，組織学的にネフロンの分布が疎で，正常の 2 倍以上に及ぶ糸球体肥大を特徴とする[17]．過剰濾過のため糸球体が肥大し，分節性硬化を認め，漏出する蛋白などの再吸収により尿細管も肥大拡張している[16,17]（図 2）．早産児[18,19]や small for gestational age（SGA）児[19]はネフロン数の少ない oligonephropathy で出生し，早産児の修正 38 週時の腎容量は oligonephropathy を反映して，正期産児の出生時腎容量よりも小さく，糸球体濾過量も低下していることが報告されている[20]．oligonephropathy が成人期の CKD，高血圧や心疾患のリスクにつながることが注目されている[18,19]．

3 異形成腎

a）定義

尿管芽や後腎間葉細胞の異分化により，囊胞や，軟骨，平滑筋など腎実質には本来存在しない間葉系組織を含むものである．一側のことも両側性のこともあり，腎瘢痕など二次性の矮小腎とは区別される．

b）病因・病態

一般に間葉細胞は多分化能を有し，骨，軟骨，脂肪，皮膚，筋肉などに分化しうる．しかし，ネフロン形成過程では，間葉細胞の分化は間葉–上皮転換によって制御され，間葉細胞から骨や軟骨が形成されることはない．ヒトの異形成腎の原因は不明であるが，動物モデルでは在胎早期に羊の尿管を結紮すると異形成腎を呈すること，臨床的にもしばしば閉塞性尿路障害を伴うことから，異形成腎の発生には尿路閉塞が深く関与していると考えられる[16]．

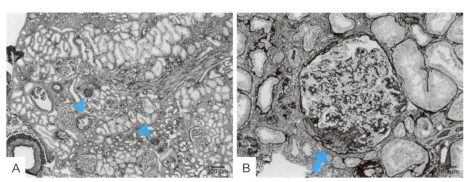

図2 oligomeganephronia の組織所見
A：肥大した糸球体が疎らに分布し，肥大拡張した尿細管を伴っている．全硬化し萎縮した糸球体（▶）が散見される．
B：肥大した糸球体．係蹄には分節性硬化（➡）を認める．

組織学的には，多発性囊胞の形成，primitive duct を取り巻く同心円状の線維化，軟骨や平滑筋の存在で診断される（図3）．ネフロン数は少なく，胎児型の未熟糸球体や尿細管，分岐が少なく拡張した集合管を非特異的に認める[16]．

c）臨床像

異形成腎は，矮小腎や，わずかな腎実質に多発性囊胞を伴った腎形態異常に，しばしば尿路異常を合併して，様々な腎尿路形態異常を呈する．腎臓超音波検査では，腎辺縁が不整であること，腎実質が高輝度で皮髄境界が不明瞭なことを特徴的な所見とする．

特徴的な腎尿路形態異常を呈する異形成腎として，多囊胞性異形成腎（multicystic dysplastic kidney：MCDK）があげられる．MCDK は，腎形成の早い時期に何らかの理由で尿路が完全にまたは部分的に閉塞して発症するものと考えられている．それ以前に形成されたネフロンから排泄される尿が早期からうっ滞して，尿管芽の分枝や伸長の障害を起こすとともに尿細管が拡張し腎全体が囊胞形成を呈する．出産 3,000 例にほぼ 1 例の頻度で，男児に多く，その多くが一側性であるが両側性も約 20% 存在する．肉眼的に種々の大きさの囊胞がみられるが腎実質はみられず無機能であることが多い（図4）．自然退縮する傾向にあり，腎無形成と診断されることも少なくない．正常な腎盂は形成されず尿管も認められないか閉塞している．反対側の腎尿路異常を 1/3 に認め，膀胱尿管逆流が多い[21]．その他，水腎症，尿管瘤，低形成腎が認められる．反対側の腎が正常であれば羊水量も保たれ，生命予後は良好であるが，両側 MCDK では Potter 症候群を呈し生存は極めて困難である．

4 | renal tubular dysgenesis（RTD）

RTD はしばしば CAKUT 類縁の疾患と扱われているが，腎以外の尿路系の異常を伴わな

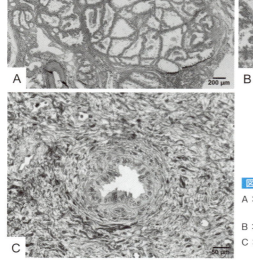
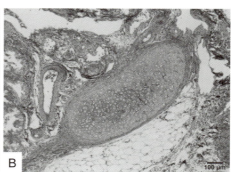

図3 異形成腎の組織所見
A：皮髄境界が不明で囊胞様に拡張した尿細管と残存する糸球体（▶）を認める．
B：軟骨形成を認める．
C：primitive duct，一層の上皮細胞で構成される管腔周囲を同心円状に線維化組織が取り囲んでいる．

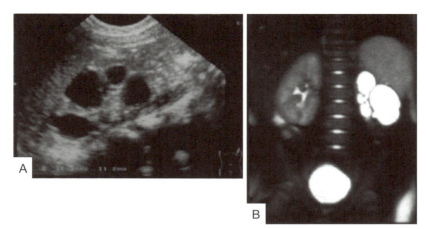

図4　左多嚢胞性異形成腎の画像所見
A：腎臓超音波検査所見：左腎は小さく，辺縁不整である．腎実質は薄く高輝度で皮髄境界が不明瞭である．複数の嚢胞を認める．
B：腎 MRI　T2 強調画像：左腎は小さく実質を認めない．複数の嚢胞を認める．

いこと等から本ガイドラインでは CAKUT とは別の概念として定義する．しかし特に低形成・異形成腎と混同されていることも多いかと思われるため，本項では解説しておく．

a）定義

RTD は近位尿細管の形成不全を特徴とし，弓状動脈から輸出細動脈までの動脈壁肥厚を伴うまれな先天性腎疾患である．

b）病因・病態

レニン・アンジオテンシン系の障害による腎血流の低下により近位尿細管形成不全を呈することが考えられている[22]．原因は renin, angiotensinogen, angiotensin converting enzyme, angiotensin II receptor type1 の遺伝子（それぞれ *REN*, *AGT*, *ACE*, *AGTR1*）に異常を認めることや[23,24]，続発性に双胎間輸血症候群，先天性ヘモクロマトーシスやレニン・アンジオテンシン系抑制薬の胎児期曝露により発症することが報告されている[22]．RTD は組織学的に近位尿細管の数が乏しいことで診断される．尿細管形成不全のため，係蹄が大きく展開した糸球体同士が接近して分布する．皮質域の遠位尿細管は代償性に肥大し，髄質域のヘンレループは萎縮し，集合管は虚脱し間葉組織で囲まれている[24,25]．

c）臨床像

多くが重症例で Potter 症候群を呈し新生児期に死亡する．遺伝性と続発性 RTD の臨床像は類似し，胎生期の羊水過少，出生後の腎不全，頭蓋冠低形成（大泉門過開大），新生児期の重篤な低血圧を特徴とする．また，新生児期以降に，高度な動脈−細動脈病変のため腎血管性高血圧を呈する症例もある[22]．

羊水の主成分が胎児尿となる 20 週以降に発症した羊水過少で，腎の大きさ・形態に大きな異常を認めない場合には RTD を疑う．遺伝性 RTD では胎児の成長は正常で，一方，続発性では発育遅延を認めることが多い．軽度から中等度の臨床経過で新生児期を過ごした RTD のなかには低形成・異形成腎と混同されている症例が少なくないと考えられる[22]．

文献

1) Ishikura K, Uemura O, Ito S, Wada N, Hattori M, Ohhashi Y, Hamasaki Y, Tanaka R, Nakanishi K, Kaneko T, Honda M; Pediatric CKD Study Group; Japan Committee of Measures for Pediatric CKD of the Japanese Society of Pediatric Nephrology: Pre-dialysis chronic kidney disease in children: results of a nationwide survey in Japan. *Nephrol Dial Transplant* **28**:2345-2355, 2013

2) Hattori M, Sako M, Kaneko T, Ashida A, Matsunaga A, Igarashi T, Itami N, Ohta T, Gotoh Y, Satomura K, Honda M, Igarashi T: End-stage renal disease in Japanese children: a nation wide survey during 2006-2011. *Clin Exp Nephrol* **19**:933-938, 2015

3) Moore P：腎泌尿器系．瀬口春道，小林俊博（訳），ムーア人体発生学原著第8版．医歯薬出版，233-270, 2011

4) 楠田　聡，神田祥一郎，服部元史：腎臓の発生と発達．*Fetal Neonatal Med* **6**:55-56, 2014

5) Connolly JO, Neild GH: Congenital anomalies of the kidney and urinary tract. In: Johnson R, Feehally J, Floege J（eds）, *Comprehensive Clinical Nephrology*, 5th ed. Elsevier, 613-630, 2015

6) Costantini F, Kopan R: Patterning a complex organ: branching morphogenesis and nephron segmentation in kidney development. *Dev Cell* **18**:698-712, 2010

7) Nicolaou N, Renkema KY, Bongers EM, Giles RH, Knoers NV: Genetic, environmental, and epigenetic factors involved in CAKUT. *Nature Rev Nephrol* **11**:720-731, 2015

8) Weber S, Moriniere V, Knuppel T, Charbit M, Dusek J, Ghiggeri GM, Jankauskiene A, Mir S, Montini G, Peco-Antic A, Wuhl E, Zurowska AM, Mehls O, Antignac C, Schaefer F, Salomon R: Prevalence of mutations in renal developmental genes in children with renal hypodysplasia: results of the ESCAPE study. *J Am Soc Nephrol* **17**:2864-2870, 2006

9) Warady BA, Chadha V: Chronic kidney disease in children: the global perspective. *Pediatr Nephrol* **22**:1999-2009, 2007

10) dos Santos Junior AC, de Miranda DM, Simões e Silva AC: Congenital anomalies of the kidney and urinary tract: an embryogenetic review. *Birth Defects Res C Embryo Today* **102**:374-381, 2014

11) Dart AB, Ruth CA, Sellers EA, Au W, Dean HJ: Maternal diabetes mellitus and congenital anomalies of the kidney and urinary tract（CAKUT）in the child. *Am J Kidney Dis* **65**:684-691, 2015

12) Westland R, Schreuder MF, Ket JCF, van Wijk JA: Unilateral renal agenesis: a systemic review on associated anomalies and renal injury. *Nephrol Dial Transplant* **28**:1844-1855, 2013

13) 佐藤裕之：腎・尿路の形成異常．小児科診療 **77**（増刊号 小児の治療指針）:764-768, 2014

14) Yoder IC, Pfister RC: Unilateral hematocolpos and ipsilateral renal agenesis: report of two cases and review of the literature. *AJR Am J Roentgenol* **127**:303-308, 1976

15) Sanna-Cherchi S, Caridi G, Weng PL, Scolari F, Perfumo F, Gharavi AG, Ghiggeri GM: Genetic approaches to human renal agenesis/hypoplasia and dysplasia. *Pediatr Nephrol* **22**:1675-1684, 2007

16) Liapis H, Winyard P: Cystic diseases and developmental kidney defects. In: Jennette JC, Olson JL, Schwartz MM, Silva FG（eds）, *Pathology of the Kidney* 6th ed. Lippincot Williams & Wilkins, 1257-1306, 2007

17) Fettermann GH, Habbib R: Congenital bilateral oligonephronic renal hypoplasia with hypertrophy of nephrons. Studies by microdissection. *Am J Clin Pathol* **52**:199-208, 1969

18) Rodrigues MM, Gomez A, Abitbol C, Chandar J, Montane B, Zilleruelo G: Comparative renal histomorphometry: a case study of oligonephropathy of prematurity. *Pediatr Nephrol* **20**: 945-949, 2005

19) Kandasamy Y, Smith R, Wright IM: Oligonephropathy of prematurity. *Am J Perinatol* **29**:115-120, 2012

20) Kandasamy Y, Smith R, Wright IM, Lumbers ER: Extra-uterine renal growth in preterm infants: Oligonephropathy and prematurity. *Pediatr Nephrol* **28**:1791-1796, 2013

21) Schreuder MF, Westland R, van Wijk JA: Unilateral multicystic dysplastic kidney: a meta-analysis of observational studies on the incidence, associated urinary tract malformations and the contralateral kidney. *Nephrol Dial Transplant* **24**:1810-1818, 2009

22) Gubler MC: Renal tubular dysgenesis. *Pediatr Nephrol* **29**:51-59, 2014

23) Gribouval O, Gonzales M, Neuhaus T, Aziza J, Bieth E, Laurent N, Bouton JM, Feuillet F, Makni S, Amar HB, Laube G, Delezoid AL, Bouvier R, Dijoud F, Ollagnon-Roman E, Roume J, Joubert M, Antignac C, Gubler MC: Mutations in genes in the rennin-angiotensin system are associated with autosomal recessive renal tubular dysgenesis. *Nat Genet* **37**:964-968, 2005

24) Yosypiv IV: Renin-angiotensin system in ureteric bud branching morphogenesis: implications for kidney disease. *Pediatr Nephrol* 29:609-620, 2014

25) Lacoste M, Cai Y, Guicharnaud L, Mounier F, Dumez Y, Bouvier R, Dijoud F, Gonzales M, Chatten J, Delezoide AL, Daniel L, Joubert M, Laurent N, Aziza J, Sellami T, Amar HB, Jarnet C, Frances AM, Daikha-Dahmane F, Coulomb A, Neuhaus TJ, Foliguet B, Chenal P, Marcorelles P, Gasc JM, Corvol P, Gubler MC: Renal tubular dysgenesis, a not uncommon autosomal recessive disorder leading to oligohydramnios: role of the rennin-angiotensin system. *J Am Soc Nephrol* **17**:2253-2263, 2006

2 症状

1 低形成・異形成腎の症状

1 低形成・異形成腎に特徴的な症状

　低形成・異形成腎の症状としては希釈尿が最も特徴的である．これは尿細管の形成異常による水分やNaの再吸収障害という病態を反映しているためである．血管内容量が不十分な状況においても水分やNaの再吸収を増加できないため，経口摂取不良時には容易に脱水を生じやすい．特に養育者から栄養を与えられる乳幼児期は自己調整が困難であり，飲水やNa摂取が自己調整可能で自律的に血管内容量を保とうとする学童期以降よりも脱水を認めやすいため注意を要する．また，手術前後で経口摂取が制限される場合や意識障害が遷延する場合，集中治療管理に伴い長期の鎮静管理となる場合などには，容易に脱水を生じうるため病態を考慮した輸液が必要である．一方で，Naは再吸収能のみならず排泄能にも限界を認めやすいため，漫然と高Na濃度の輸液を行うとNa出納と水分出納のバランスが崩れ，溢水や高Na血症をきたしうることにも留意すべきである．なお同じ低形成・異形成腎でも，水分やNa排泄能は個人差が大きく，調節可能範囲はそれぞれの患者において異なる．ただし一般的には尿中Na濃度は60〜100mEq/L程度の範囲に収まることが多いと予想され，健常者に比べてNa過剰にもNa不足にも対応しにくいと考えておけばよい．このため維持輸液としては，1号液程度のNa濃度の輸液が用いられることが多い．

2 低形成・異形成腎で認めやすい随伴症状

a）蛋白尿

　その他の糸球体性疾患に比べて，CKD（慢性腎臓病）ステージが進行するまで蛋白尿を認める割合は多くないとされる．これについては日本における小児CKDのコホート研究が進行中であり，今後の検討が待たれる．

b）成長障害

　前述のとおり，低形成・異形成腎は脱水と低Na血症をきたしやすく，これらが慢性的に持続することで成長障害を引き起こしうる．なお腎機能障害進行後は，CKDとして成長ホルモン作用不全，尿毒症，CKDに伴う骨ミネラル代謝異常（CKD-mineral and bone disorder：CKD-MBD），アシドーシスなども成長障害に寄与する．

c）尿路感染症

　膀胱尿管逆流や下部尿路障害の合併率が高く，これらを合併する場合は尿路感染症（urinary tract infection：UTI）のハイリスクとなる．尿路感染症の遷延や反復は腎瘢痕形成のリスクと

複数臓器にわたりこれらの症状を認める場合には，低形成・異形成腎などの腎尿路異常を有する可能性があるため，超音波検査を行うことが望ましい．

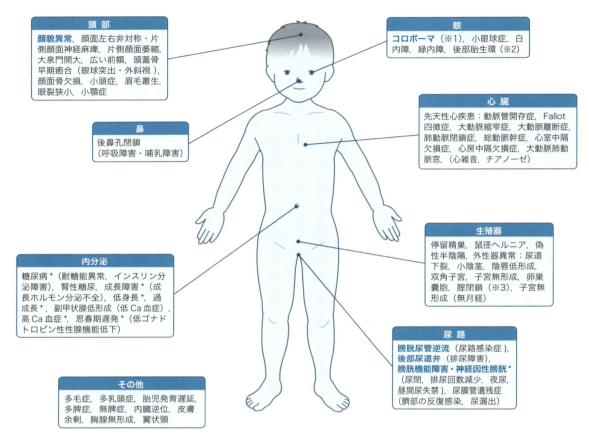

図1　先天的な腎尿路異常の合併を想起すべき全身症状①

形態異常を伴わない症状・状態については＊印を添付し併記した．また頻度が高いと想定される症状・状態については青太字で示した．
通常の身体診察のみでは診断困難な形態異常（状態）について，診断契機となる症状・検査所見を括弧内に補記した．
※1：視神経低形成やぶどう膜欠損など眼球組織の部分欠損の総称．
※2：角膜輪部に沿った角膜後面の白色線を指す．
※3：Herlyn-Werner-Wunderlich症候群（HWWS）では双角子宮・重複腟と片側の腟閉鎖が特徴的なため，無月経は認めないものの下腹部痛や月経困難症で発症し（60〜70％），その他間欠的な粘液膿性帯下（40％），月経過多（25％），骨盤内炎症（20％），子宮内膜症（17％）などを認める．気づかれないままに経過すると炎症が遷延し癒着を生じ，不妊の原因となりうる．このため無月経がなくても腟閉鎖は否定できないため注意が必要である．

考えられており，腎瘢痕は高血圧や蛋白尿の原因となりうる．これらにより二次的な腎機能障害の進行に関与しうる．

2　他臓器随伴病態

1│Potter sequence（ポッターシークエンス，Potter症候群）

　　低形成・異形成腎などの胎生期の腎尿路異常により，尿産生がない，もしくは非常に乏しくなると羊水過少を生じ，胎児は子宮に圧迫される．これにより肺低形成や四肢の変形，発育障害，特異的顔貌（押し潰された鼻，内眼角から頬部に伸びる異常な皺，大きく薄い耳介，

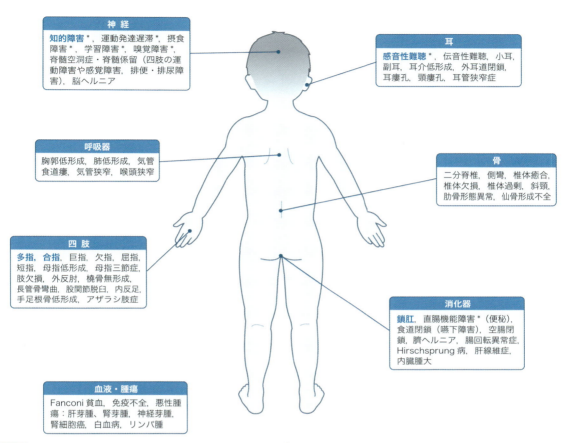

図2 先天的な腎尿路異常の合併を想起すべき全身症状②

小下顎)などの症状をきたした状態をポッターシークエンス，もしくはPotter症候群とよぶ．原疾患としては，両側性の低形成・異形成腎や無形成腎のほかに，常染色体劣性多発性囊胞腎や重度の両側性先天性水腎症，多囊胞性異形成腎，renal tubular dysgenesisなどが含まれる．特異的な治療法はなく，腎不全と肺低形成の程度が予後を規定する．腎不全に対しては透析療法や腎移植を要する．重度肺低形成では気管切開や人工呼吸管理が考慮されるが，一時的な延命措置になったとしても長期予後は改善しない可能性が高い．

2 先天的な腎形態異常の合併を想起すべき全身症状

図1，2に示した症状を多臓器にわたり認めた場合には，低形成・異形成腎などの先天的な腎形態異常を合併する症候群について鑑別が必要なため，腎疾患合併の有無について精査(特に腎臓超音波検査と尿検査，腎機能評価)が望ましい(27ページ以降の表1を参照)．

3 診 断

1 血液・尿検査

1 腎機能評価

　日本人15歳未満のCKD（慢性腎臓病）ステージ3以上〔糸球体濾過量（glomerular filtration rate：GFR）60mL/min/1.73m² 未満〕の原疾患の62.2%が低形成・異形成腎を主とした先天性腎尿路異常（congenital anomalies of the kidney and urinary tract：CAKUT）であるとされており[1]，血清クレアチニン（Cr）の持続的な上昇をみた場合にはCAKUTの鑑別が必要となる．また，CAKUTの腎機能障害は成長の過程で進行するものもあり，小児においてはCKDステージ2（GFR 60〜89mL/min/1.73m²）程度の軽度の腎機能障害から管理することが必要とされている[2]．このため，年齢ごとに変化する血清Crの基準値を把握しておくことが重要である．2歳以上12歳未満の正常血清Cr中央値（mg/dL）は0.30×身長（m）で[3]，2歳以上19歳未満の血清Cr基準値は後に示す5次式で算出可能であるが[4]，日本小児CKD研究グループは「小児慢性腎臓病（小児CKD）診断時の腎機能評価の手引き」を作成しており，簡便に血清Crの基準値が確認できるようになっている．さらに，GFR推算式，血清シスタチンC（CysC）の基準値，血清CysCのGFR推算式，血清β_2ミクログロブリン（β_2MG）の基準値や，生後3か月から18歳のCKDステージ2〜5の判定表が掲載されている．表に血清Crの基準値と血清CysCの基準値，血清β_2MGの基準値，CKDステージ判定表を示す（表1〜4）[1〜8]．筋肉量が体格相当と考えられる場合は血清Crで評価を行い，そうでない場合は血清CysCや血清β_2MGを使用する．この際に異常値を引き起こす病態（血清CysCでは甲状腺機能異常，HIV感染，ステロイド，シクロスポリンの使用，血清β_2MGでは炎症性疾患，悪性腫瘍，自己免疫疾患など）がないことを確認する必要がある[2]．また，血清CysCは高度な腎機能障害の場合には，その腎機能障害に見合って上昇せず，腎機能低下を過小評価する可能性があるので注意が必要である[9]．腎機能の評価はイヌリンクリアランスによる方法が確実であるが，検査手技上の煩雑さなどから，一般的には血液検査での血清Crや血清CysC，血清β_2MGが用いられる．これまでGFRの推算式は日本人固有のものはなかったが，日本小児腎臓病学会小児CKD対策委員会によって日本人小児の推定糸球体濾過量（eGFR）が作成された．2歳未満では血清Crを利用したeGFRを使用することができないため，血清CysCを利用したeGFRを用いる．表5[4,6,10,11]に各eGFRの推算式を示す．5次式は複雑な式であるが，日本小児腎臓病学会のウェブサイト（http://www.jspn.jp/）上の「ガイドライン・調査活動」の項目からeGFRの計算テンプレート（Excel）や携帯アプリケーション（iOS版，Android版）をダウンロードすることができる．基本的には5次式の使用が望ましいが，テンプレートなどが使用できない状況で，2歳

表1 小児血清クレアチニン基準値(mg/dL)

3か月以上12歳未満(男女共通)

年齢	2.5パーセンタイル	50パーセンタイル	97.5パーセンタイル
3〜5か月	0.14	0.20	0.26
6〜8か月	0.14	0.22	0.31
9〜11か月	0.14	0.22	0.34
1歳	0.16	0.23	0.32
2歳	0.17	0.24	0.37
3歳	0.21	0.27	0.37
4歳	0.20	0.30	0.40
5歳	0.25	0.34	0.45
6歳	0.25	0.34	0.48
7歳	0.28	0.37	0.49
8歳	0.29	0.40	0.53
9歳	0.34	0.41	0.51
10歳	0.30	0.41	0.57
11歳	0.35	0.45	0.58

12歳以上17歳未満(男女別)

	男児	女児	男児	女児	男児	女児
12歳	0.40	0.40	0.53	0.52	0.61	0.66
13歳	0.42	0.41	0.59	0.53	0.80	0.69
14歳	0.54	0.46	0.65	0.58	0.96	0.71
15歳	0.48	0.47	0.68	0.56	0.93	0.72
16歳	0.62	0.51	0.73	0.59	0.96	0.74

(Uemura O, et al.: *Clin Exp Nephrol* **15**:694-699, 2011)

表2 小児血清シスタチンC基準値(mg/L)

3か月以上12歳未満(男女共通)

年齢	2.5パーセンタイル	50パーセンタイル	97.5パーセンタイル
3〜5か月	0.88	1.06	1.26
6〜11か月	0.72	0.98	1.25
12〜17か月	0.72	0.91	1.14
18〜23か月	0.71	0.85	1.04
2〜11歳	0.61	0.78	0.95

12歳以上17歳未満(男女別)

	男児	女児	男児	女児	男児	女児
12〜14歳	0.71	0.61	0.86	0.74	1.04	0.91
15〜16歳	0.53	0.46	0.75	0.61	0.92	0.85

(Yata N, et al.: *Clin Exp Nephrol* **17**:872-876, 2013 および Uemura O, et al.: *Clin Exp Nephrol* **18**:718-725, 2014 および伊藤喜久, ほか: 臨床化学 **41**:62-71, 2012 より作成)

表3　小児血清β₂ミクログロブリン基準値（mg/L）

3か月以上17歳未満（男女共通）

年齢	2.5 パーセンタイル	50 パーセンタイル	97.5 パーセンタイル
3〜5か月	1.5	1.8	3.2
6〜8か月	1.4	1.8	2.6
9〜11か月	1.3	1.7	3.3
1歳	1.4	1.7	3.1
2歳	1.0	1.5	2.5
3歳	1.0	1.5	2.3
4歳	1.1	1.4	2.5
5歳	1.1	1.4	2.3
6歳	1.1	1.4	2.3
7歳	1.0	1.4	2.1
8歳	1.0	1.4	2.5
9歳	1.0	1.4	2.1
10歳	0.9	1.3	1.9
11歳	1.0	1.3	2.3
12歳	1.0	1.3	1.8
13歳	1.0	1.3	1.8
14歳	0.9	1.3	2.0
15歳	0.8	1.2	1.8
16歳	0.8	1.2	1.8
全年齢	1.0	1.4	2.3

（Ikezumi Y, et al.: *Clin Exp Nephrol* **17**:99-105, 2013）

以上12歳未満の児においては簡易式を使用することもできる．また，前述の「小児慢性腎臓病（小児CKD）診断時の腎機能評価の手引き」も同様のページからダウンロードが可能であるため，あわせて日常診療に役立てていただきたい（表6）．

2 尿検査

CAKUTでは検尿異常がみられないものも多く，異常があっても軽度の蛋白尿のみであることが多い．蛋白尿の有無はCAKUTにとって重要な所見であるが，腎機能障害がある程度進行しないと問題となる蛋白尿を認めない．希釈尿を呈していることも多いため，尿の濃度の影響を受けやすい定性検査では異常を指摘されにくい．このため，尿濃度による誤差を補正するために尿蛋白を尿Crで除した尿蛋白/尿Cr比（g/gCr）で判定することが必要である．これまで日本人小児の基準値は定められていなかったが，最近3歳以上では成人と同様の0.15g/gCrと設定された[12]．3歳未満はいまだ日本の基準値は設定されていないため海外からのデータを用いることが多い[13]．各年齢の基準値を表7[12,13]に示す．

また，CAKUTでは尿細管機能障害をきたしていることがあり，尿中β₂MGが高値であることが多く，尿蛋白よりも早期に上昇することが多い．尿β₂MG/尿Cr（μg/mgCr）もこれまで日本人小児の基準値はなかったが，3歳児の基準値は0.5μg/mgCrと設定され[12]3〜15歳での正常上限は0.383μg/mgCrと報告されている[14]．これらの検尿異常が認められた場合に

表4 小児血清クレアチニンによる CKD ステージ判定表（mg/dL）

3 か月以上 12 歳未満（男女共通）

年齢	ステージ 2	ステージ 3	ステージ 4	ステージ 5
3～5 か月	0.27～	0.41～	0.81～	1.61～
6～8 か月	0.30～	0.45～	0.89～	1.77～
9～11 か月	0.30～	0.45～	0.89～	1.77～
1 歳	0.31～	0.47～	0.93～	1.85～
2 歳	0.33～	0.49～	0.97～	1.93～
3 歳	0.37～	0.55～	1.09～	2.17～
4 歳	0.41～	0.61～	1.21～	2.41～
5 歳	0.46～	0.69～	1.37～	2.73～
6 歳	0.46～	0.69～	1.37～	2.73～
7 歳	0.50～	0.75～	1.49～	2.97～
8 歳	0.54～	0.81～	1.61～	3.21～
9 歳	0.55～	0.83～	1.65～	3.29～
10 歳	0.55～	0.83～	1.65～	3.29～
11 歳	0.61～	0.91～	1.81～	3.61～

12 歳以上 19 歳未満（男女別）

	ステージ 2		ステージ 3		ステージ 4		ステージ 5	
	男児	女児	男児	女児	男児	女児	男児	女児
12 歳	0.71～	0.70～	1.07～	1.05～	2.13～	2.09～	4.25～	4.17～
13 歳	0.79～	0.71～	1.19～	1.07～	2.37～	2.13～	4.73～	4.25～
14 歳	0.87～	0.78～	1.31～	1.17～	2.61～	2.33～	5.21～	4.65～
15 歳	0.91～	0.75～	1.37～	1.13～	2.73～	2.25～	5.45～	4.49～
16 歳	0.98～	0.79～	1.47～	1.19～	2.93～	2.37～	5.85～	4.73～
17 歳＊	0.97～	0.74～	1.45～	1.11～	2.89～	2.21～	5.77～	4.41～
18 歳＊	0.97～	0.74～	1.45～	1.11～	2.89～	2.21～	5.77～	4.41～

＊：17, 18 歳の基準値は厚生統計要覧（平成 24 年度）：身長の平均値（2009 年），Uemura O, et al.: Clin Exp Nephrol **18**:626-633, 2014 を参考にした．
（Ishikura K, et al.: *Nephrol Dial Transplant* **28**:2345-2355, 2013 より改変）

表5 推定糸球体濾過量（eGFR）計算式

5 次式（2 歳以上 19 歳未満）
eGFR（mL/min/1.73m²）＝ 110.2 ×（血清 Cr 基準値（mg/dL）＊/ 血清 Cr 実測値（mg/dL））＋ 2.93
＊血清 Cr 基準値（mg/dL） 身長 Ht(m)
男児　－ 1.259Ht^5 ＋ 7.815Ht^4 － 18.57Ht^3 ＋ 21.39Ht^2 － 11.71Ht ＋ 2.628
女児　－ 4.536Ht^5 ＋ 27.16Ht^4 － 63.47Ht^3 ＋ 72.43Ht^2 － 40.06Ht ＋ 8.778

2 歳未満もしくは筋肉量が著しく少ない場合（1 か月～18 歳）
血清 CysC ： eGFR（mL/min/1.73m²）＝104.1 × 1/ 血清 CysC（mg/L）－ 7.80
血清 $β_2$MG ： eGFR（mL/min/1.73m²）＝149.0 × 1/ 血清 $β_2$MG（mg/L）＋ 9.15

簡易式（2 歳以上 12 歳未満）
eGFR（mL/min/1.73m²）＝0.35 ×（身長（m）/ 血清 Cr（mg/dL））× 100

（Uemura O, et al.: *Clin Exp Nephrol* **18**:626-633, 2014 および Uemura O, et al.: *Clin Exp Nephrol* **18**:718-725, 2014 および Ikezumi Y, et al.: *Clin Exp Nephrol* **19**:450-457, 2015 および Nagai T, et al.: *Clin Exp Nephrol* **17**:877-881, 2013 より作成）

表6 小児のeGFR計算に役立つITツール

新・小児 eGFR の計算（s-Cr と cysC）（Excel）
小児慢性腎臓病（小児 CKD）診断時の腎機能評価の手引き
http://www.jspn.jp/kaiin/2014_egrf/
http://j-ckdi.jp/download/index.html *

小児の eGFR ダウンロード（スマートフォンアプリケーション）
iOS 版：https://itunes.apple.com/us/app/xiao-erckd-egfr-ji-suan/id896036536?l=ja&ls=1&mt=8
Android 版：https://play.google.com/store/apps/details?id=jp.jspn.egfr

＊：「小児慢性腎臓病（小児 CKD）診断時の腎機能評価の手引き」のみ http://j-ckdi.jp/download/index.html からもダウンロード可能.

表7 尿蛋白/尿クレアチニン比（g/gCr）

0.1〜0.5歳*	0.70
0.5〜1歳*	0.55
1〜2歳*	0.40
2〜3歳*	0.30
3歳以上	0.15

（日本小児腎臓病学会（編）：小児の検尿マニュアル 学校検尿・3歳児検尿にかかわるすべての人のために．診断と治療社, 2015 および Friedman A: Laboratory Assessment and Invention of Renal Function. In: Avner ED, et al.(eds), *Pediatric Neprology, 6th ed.* Soringer-Verlag, 491-504, 2009 より作成）

は CAKUT の鑑別が必要となる．

3 その他の血液尿検査異常

CAKUT では腎髄質形成不全や障害により尿の濃縮力や Na の再吸収能が低下するため，脱水や低 Na 血症をきたしやすい．また，尿の酸性化能低下による代謝性アシドーシスをきたすことがある．閉塞性尿路疾患や逆流性腎症などにより間質の線維化や尿細管の萎縮などが進行すると，尿細管機能障害による症状を呈することもあるが，近位尿細管，遠位尿細管，髄質集合管の障害が重複して起こることが多いといわれており，障害部位と程度により症状は異なる．ほかに，GFR 低下を伴う閉塞性尿路疾患などのアルドステロン欠乏，尿路感染や膀胱尿管逆流などの存在下でアルドステロンに対する反応性の低下（続発性偽性低アルドステロン症/偽性低アルドステロン症 III 型）により IV 型の尿細管性アシドーシス（renal tubular acidosis：RTA）による高 K 性代謝性アシドーシスをきたすこともある．

2 画像検査

低形成・異形成腎の診断は超音波検査が基本となり，分腎機能評価などに核医学検査を行い，随伴病態の検査として排尿時膀胱尿道造影（voiding cystourethrography：VCUG）や MRI などを施行することもある（随伴病態の詳細は 35 ページからの III **低形成・異形成腎の腎機能障害を進行させうる泌尿器科的随伴病態**を参照）．

低形成腎と異形成腎の判別は，組織学的になされるものであるためこれらの画像診断では区別はできないが，臨床的には組織検査を必要とするものは少ない．

1 超音波検査

　低形成・異形成腎ではやや輝度が高く，皮髄境界が不明瞭である場合がある．腎は矮小であり腎長径−2SD以下で低形成腎と診断される．腎長径の基準値は年齢，体重，身長，体表面積などの分類で国内外から報告されているが，身長と最も有意な正の相関関係を示すといわれている[15]．年齢による分類もよい指標となりうるが，2歳以下でばらつきが多いとの報告もあり，日本人の身長により分類された腎長径の基準値を表8に示す[16]．

　多囊胞性異形成腎（multicystic dysplastic kidney：MCDK）は異形成腎の代表的な疾患である．超音波検査では大小様々な囊胞が観察されるが互いに交通性はなく，囊胞間には隔壁が存在し，腎実質は認められないなどの特徴を有する．水腎症との鑑別が困難な場合は，腎シンチグラフィで囊胞のある腎が無機能であることにて診断を確定する．通常片側性であり，対側腎の代償性肥大を認める．

　代償性肥大を認めない場合には，対側腎も低形成・異形成腎であることが多く，腎機能障害が進行する可能性があるため注意が必要である．片側MCDKをまとめたメタアナリシスでは，約31％で尿路異常を伴うとされ，なかでも膀胱尿管逆流（vesicoureteral reflux：VUR）が最も頻度が高く約20％で認められ，対側に認められることが多く（15％）その他水腎症，尿管瘤，馬蹄腎，後部尿道弁などが合併すると報告されている[17]．MCDK全例に排尿時膀胱尿道造影（voiding cystourethrography：VCUG）を施行すべきかどうかの定まった見解はいまだないが，超音波検査で対側腎に何らかの形態異常を認めた場合はVCUGや核医学検査，MRIなどを必要に応じて施行したほうがよい[18]．MCDKの自然経過については様々な報告があるが，Eickmeyerらは，自然退縮率は5年で38.5％，10年で53.5％で，診断時のMCDKサイズと関連があり，3.8±0.3cm（mean±SE）では自然退縮するが，5.8±0.2cmでは自然退縮はみられず，5cm未満では平均2.7年，5cm以上では平均11年で自然退縮すると報告している[18]．片側腎無形成では，患側が異所性腎であることもあるため，入念に超音波検査を施行する．異所性腎を診断するにはDMSA腎シンチグラフィやMRIなども有用である．片側無形性腎も代償性肥大を認めない場合は腎機能障害が進行する可能性があるため，定期

表8　身長別　腎長径平均値（cm）

身長（cm）	女子 平均値	SD	男子 平均値	SD
50〜60	-	-	4.72	0.24
60〜70	5.48	0.43	5.41	0.53
70〜80	5.89	0.44	5.99	0.50
80〜90	6.68	0.45	6.48	0.51
90〜100	7.22	0.47	6.77	0.29
100〜110	7.30	0.57	7.25	0.51
110〜120	7.95	0.52	7.88	0.32
120〜130	8.36	0.35	8.30	0.65
130〜140	8.78	0.64	8.70	0.50
140〜150	9.21	0.44	9.12	0.73
150〜160	9.71	0.62	9.68	0.43
160〜170	-	-	10.14	0.43

（菊池絵梨子，ほか：日本小児腎臓病学会雑誌 23:85-91, 2010）

的なフォローが必要である．表9に海外から報告されている eGFR ≧ 60mL/min/1.73m² の腎機能を有する機能的単腎の腎サイズの基準値を示す[19]．

2 核医学検査

腎瘢痕などの腎病変の検索や腎形態の評価，分腎機能の測定，尿流状態の評価などに使用される．腎静態検査と腎動態検査に大別される．

a）腎静態検査

一般的に使用されている核種は ^{99m}Tc-dimercaptosuccinic acid（DMSA）である．腎皮質の描出に優れており，腎摂取率を算出することによって腎皮質機能を評価することができる．また，膀胱尿管逆流による二次的な腎障害を評価するのに有用な検査であり，腎瘢痕による萎縮腎と先天性の低形成・異形成腎を鑑別する目的でも行う．MCDK と水腎症との鑑別や異所性腎の有無のスクリーニングなどにも有用である．MCDK では無機能腎を示し，対側の腎摂取率の増大を認める．尿路感染後は急性炎症巣による集積不良を生じるため正確に評価するには 3 〜 6 か月の期間をあける必要がある[20]．DMSA 腎シンチグラフィの画像評価にはいまだ明確な国際分類はないが，代表的な分類では Smellie らのグループが提唱する分類（図1）[21]と日本逆流性腎症フォーラムの提唱する分類（48 ページ図1参照）がある[20,21]．双方ともに腎摂取率や局所の集積不良（腎瘢痕）の程度によってグレード分類されている．Smellie らの報告[21]では相対腎摂取率 45% 以上を正常，44% 以下を異常としており，正常（type1, 2），片側性瘢痕（type3 〜 6），両側性瘢痕（type7 〜 9）に分類している．腎サイズについては対側腎が正常の場合は相対腎摂取率 25% 以下を矮小腎と定義しており，両側性の場合は画像的に小さい腎臓を矮小腎とするとしている．日本逆流性腎症フォーラムの提唱する分類[20]では，相対腎摂取率 50 ± 5% を正常，相対腎摂取率 40 〜 45% もしくは軽度腎瘢痕（2 個まで）を認めるものを Group1，相対腎摂取率 40% 以下もしくは高度腎瘢痕（3 個以上）を Group2，両側高度腎瘢痕（3 個以上）を Group3 としている．腎サイズは施設ごとの腎摂取率の絶対値もしくは超音波検査での腎長径を参考にするとされている．

b）腎動態検査

主な核種は ^{99m}Tc-diethylenetriamine penta-acetic acid（DTPA），^{99m}Tc-mercaptoacetyltriglycine（MAG3）である．動態画像が得られ腎動態シンチグラフィに用いられる．分腎機能評価や水

表9　単腎もしくは機能的単腎の腎長径（cm）（eGFR ≧ 60mL/min/1.73m²）

身長（cm）	左腎		右腎	
	5 パーセンタイル	95 パーセンタイル	5 パーセンタイル	95 パーセンタイル
< 60	3.66	6.76	3.99	6.95
60 〜 79.9	5.19	8.22	5.15	7.40
80 〜 99.9	6.70	9.67	6.57	8.73
100 〜 119.9	7.01	10.44	7.30	10.0
120 〜 139.9	8.50	12.0	8.10	10.72
140 〜 159.9	9.03	13.58	9.38	12.44
≧ 160	9.68	14.58	10.40	14.0

（Spira EM, et al.: *Arch Dis Child* **94**:693-698, 2009 より改変）

腎症などの尿路通過障害の程度を評価する目的で行う．DTPA は GFR，分腎機能の評価にすぐれており，MAG3 は有効腎血漿流量（effective renal plasma flow：ERPF）の測定が可能であり，形態評価にもすぐれるなどの特徴を有する．

3 | MRU（magnetic resonance urography）

　尿路を強調した MRI を MRU といい，尿路の詳細な形態評価ができる．水腎水尿管や巨大尿管，重複腎盂尿管，尿管瘤，尿管異所開口など，超音波検査などで随伴病態が認められる場合には精査に使用することがある．造影剤を使用せずに拡張した尿路（腎盂，尿管）を描出することができ，立体画像の構築などにより複雑な尿路疾患を解剖学的により正確に把握できることが利点であるが，年少児では深鎮静を必要とするため注意が必要である．また，近年ガドリニウムを使用した造影検査で分腎機能や尿路通過障害の評価，非拡張尿管の描出が可能となってきている．しかし，腎機能低下例では重篤な副作用である腎性全身性線維症（nephrogenic systemic fibrosis：NSF）発症の危険性が高いため，腎機能には十分注意する必要がある．CAKUT では腎機能低下例も多く，特に乳児においては生理的に腎機能が低いため，適応症例の選択には注意する必要があり，可能であれば他検査を選択することが望ましい．

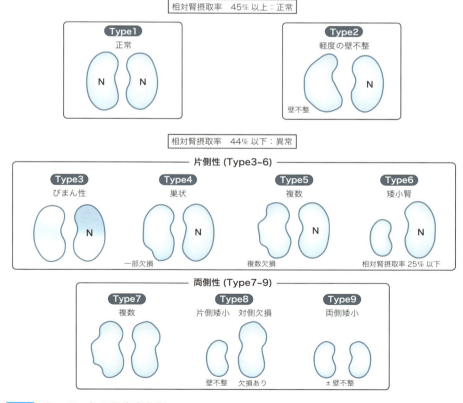

図1　Smellie らの腎瘢痕分類

（Clarke SE, et al.: *J Nucl Med* **37**:823-828, 1996 より改変．© by the Society of Nuclear Medicine and Molecular Imaging, Inc.）

3 経過

　CAKUT の腎機能障害は成長の過程で進行するものがあり，早期発見，管理が必要とされているが，経過観察方法に定められたものはない．診断時 GFR 70mL/min/1.73m^2 未満の低形成・異形成腎の自然経過を述べた González[22]らの報告では，2.5 歳以前にフォローが開始された児では 82％ で平均 3.2 歳頃までに一度腎機能が改善するが，3.2 歳以降では 47.5％ で腎機能が徐々に低下し，思春期以降（11.4 歳）では 42.9％ で腎機能低下を認めるとしている．一度腎機能が改善する理由として，閉塞性尿路障害などの手術や内科的加療，栄養管理などを受けたことが影響しているとし，CAKUT の早期発見と泌尿器科的・内科的管理の重要性が示唆されている．また思春期以降では低年齢時に比べて腎機能低下速度は約 2 倍速いと報告している．日本人小児 CKD ステージ 3 以上の児の腎機能増悪因子について検討した Ishikura[23]らの報告では，蛋白尿（尿蛋白／尿 Cr 比＞2.0g/gCr）とフォロー開始年齢が 2 歳未満および思春期（10.8 歳）以降であるものと CKD ステージを腎機能増悪因子としてあげており，VUR の既往は CKD ステージ 3 以上の児においては関連性がなかったとしている[24]．

　すべての低形成・異形成腎が腎機能低下を呈するわけではないが，診断時もしくは経過観察中に対側の代償性肥大を認めないものや，泌尿器科的随伴病態のあるもの，蛋白尿が多いものについては注意深い観察が必要で，特に思春期では腎機能低下速度が速いため注意が必要である．年齢ごとの Cr 値に注意して異常を認めた場合には専門医への紹介が必要となる．

文献

1) Ishikura K, Uemura O, Ito S, Wada N, Hattori M, Ohashi Y, Hamasaki Y, Tanaka R, Nakanishi K, Kaneko T, Honda M; Pediatric CKD Study Group; Japan Committee of Measures for Pediatric CKD of the Japanese Society of Pediatric Nephrology: Pre-dialysis chronic kidney disease in children: results of a nationwide survey in Japan. *Nephrol Dial Transplant* **28**:2345-2355, 2013

2) 厚生労働省科学研究費補助金難治性疾患等克服研究事業　先天性尿路異常を中心とした小児慢性腎臓病の自然史の解明と早期診断・腎不全進行抑制の治療法の確立班：小児慢性腎臓病（小児 CKD）診断時の腎機能評価の手引き．2014 年 2 月 28 日

3) Uemura O, Honda M, Matsuyama T, Ishikura K, Hataya H, Yata N, Nagai T, Ikezumi Y, Fujita N, Ito S, Iijima K, Kitagawa T: Age, gender, and body length effects on reference serum creatinine levels determined by an enzymatic method in Japanese children: a multicenter study. *Clin Exp Nephrol* **15**:694-699, 2011

4) Uemura O, Nagai T, Ishikura K, Ito S, Hataya H, Gotoh Y, Fujita N, Akioka Y, Kaneko T, Honda M: Creatinine-based equation to estimate the glomerular filtration rate in Japanese children and adolescents with chronic kidney disease. *Clin Exp Nephrol* **18**:626-633, 2014

5) Yata N, Uemura O, Honda M, Matsuyama T, Ishikura K, Hataya H, Nagai T, Ikezumi Y, Fujita N, Ito S, Iijima K, Saito M, Keneko T, Kitagawa T: Reference ranges for serum cystatin C measurements in Japanese children by using 4 automated assays. *Clin Exp Nephrol* **17**:872-876, 2013

6) Uemura O, Nagai T, Ishikura K, Ito S, Hataya H, Gotoh Y, Fujita N, Akioka Y, Kaneko T, Honda M: Cystatin C-based equation for estimating glomerular filtration rate in Japanese children and adolescents. *Clin Exp Nephrol* **18**:718-725, 2014

7) 伊藤喜久，細萱茂実，市原清志，山田俊幸，赤坂和美，脇 真一郎，高木謙太郎，橋本顕生，田中睦，神原敬一，村野俊夫，牧 浩司，後藤宏美，寺田彩子，濱野康之，細谷幸雄，那須英和，坪井五三美，小坂光郎，伊藤禎司，小林 隆，望月克彦：ERM-DA471/IFCC から各日常検査法測定システムのキャリブレーターへの値付け（2012-01）．臨床化学 **41**:62-71, 2012

8) Ikezumi Y, Honda M, Matsuyama T, Ishikura K, Hataya H, Yata N, Nagai T, Fujita N, Ito S, Iijima K, Kaneko T, Uemura O: Establishment of a normal reference value for serum β2 microglobulin in Japanese children: reevaluation of its clinical usefulness. *Clin Exp Nephrol* **17**:99-105, 2013

9) Uemura O, Ushijima K, Nagai T, Yamada T, Yamakawa S, Hibi Y, Hayakawa H, Nabeta Y, Shinkai Y, Koike K, Kuwabara M: Measurements of serum cystatin C concentrations underestimate renal dysfunction in pediatric patients with chronic kidney disease. *Clin Exp Nephrol* **15**:535-538, 2011

10) Ikezumi Y, Uemura O, Nagai T, Ishikura K, Ito S, Hataya H, Fujita N, Akioka Y, Kaneko T, Iijima K, Honda M: Beta-2 microglobulin-based equation for estimating glomerular filtration rates in Japanese children and adolescents. *Clin Exp Nephrol* **19**:450-457, 2015

11) Nagai T, Uemura O, Ishikura K, Ito S, Hataya H, Gotoh Y, Fujita N, Akioka Y, Kaneko T, Honda M. Creatinine-based equations to estimate glomerular filtration rate in Japanese children aged between 2 and 11 years old with chronic kidney disease. *Clin Exp Nephrol* **17**:877-881, 2013

12) 日本小児腎臓病学会（編）：小児の検尿マニュアル 学校検尿・3 歳児検尿にかかわるすべての人のために．診断と治療社，2015

13) Friedman A: Laboratory Assessment and Invention of Renal Function. In: Avner ED, et al.（eds）, *Pediatric Nephrology, 6th ed.* Springer, 491-504, 2009

14) 本田雅敬：3 歳児検尿の効果的方法と腎尿路奇形の早期発見．3 歳児における尿中蛋白・クレアチニン比，アルブミン・クレアチニン比基準値作成のための疫学研究．厚生労働科学研究成育疾患克服等次世代育成基盤研究事業．2014 年度総括研究報告書．乳幼児の疾患疫学を踏まえたスクリーニング及び健康診査の効果的実施に関する研究（研究代表者　岡　明）．

15) Dinkel E, Ertel M, Dittrich M, Peters H, Berres M, Schulte-Wissermann H: Kidney size in childhood. Sonographical growth charts for kidney length

and volume. *Pediatric Radiol* **15**:38-43, 1985

16) 菊池絵梨子,下田益弘:超音波断層法による棘突起間距離を用いた小児の腎長径の評価法.日本小児腎臓病学会雑誌 **23**:85-91, 2010

17) Schreuder MF, Westland R, van Wijk JA: Unilateral multicystic dysplastic kidney: a meta-analysis of observational studies on the incidence, associated urinary tract malformations and the contralateral kidney. *Nephrol Dial Transplant* **24**:1810-1818, 2009

18) Eickmeyer AB, Casanova NF, He C, Smith EA, Wan J, Bloom DA, Dillman JR: The natural history of the multicystic dysplastic kidney--is limited follow-up warranted? *J Pediatr Urol* **10**:655-661, 2014

19) Spira EM, Jacobi C, Frankenschmidt A, Pohl M, von Schnakenburg C: Sonographic long-term study: paediatric growth charts for single kidneys. *Arch Dis Child* **94**:693-698, 2009

20) 坂井清英,竹本淳,近田龍一郎,太田章三,竹田篤史,畠山孝仁,阿部優子,加藤正典,荒井陽一:DMSA 腎シンチグラムによる VUR の腎障害の評価と落とし穴.日本小児泌尿器科学会雑誌 **18**:16-22, 2009

21) Clarke SE, Smellie JM, Prescod N, Gurney S, West DJ: Technetium-99m-DMSA studies in pediatric urinary infection. *J Nucl Med* **37**:823-828, 1996

22) González Celedón C, Bitsori M, Tullus K: Progression of chronic renal failure in children with dysplastic kidneys. *Pediatr Nephrol* **22**:1014-1020, 2007

23) Ishikura K, Uemura O, Hamasaki Y, Ito S, Wada N, Hattori M, Ohashi Y, Tanaka R, Nakanishi K, Kaneko T, Honda M: Pediatric CKD Study Group in Japan; Committee of Measures for Pediatric CKD of Japanese Society of Pediatric Nephrology: Progression to end-stage kidney disease in Japanese children with chronic kidney disease: results of a nationwide prospective cohort study. *Nephrol Dial Transplant* **29**:878-884, 2014

24) Ishikura K, Uemura O, Hamasaki Y, Nakai H, Ito S, Harada R, Hattori M, Ohashi Y, Tanaka R, Nakanishi K, Kaneko T, Iijima K, Honda M: Pediatric CKD Study Group in Japan in conjunction with the Committee of Measures for Pediatric CKD of the Japanese Society for Pediatric Nephrology: Insignificant impact of VUR on the progression of CKD in children with CAKUT. *Pediatr Nephrol* **31**:105-112, 2016

4 CAKUT（特に低形成・異形成腎）の原因遺伝子と解析指針

1 CAKUTの原因遺伝子

先天性腎尿路異常（congenital anomalies of the kidney and urinary tract：CAKUT）は大きく，腎尿路系の異常のみをきたすnon-syndromic CAKUTと，腎尿路系以外の異常も認められるsyndromic CAKUTに分けられる．

1 non-syndromic CAKUT

腎外症状のないnon-syndromic CAKUTの原因遺伝子として報告されているものには，*PAX2*，*HNF1B*，*CHD1L*，*RET*，*ROBO2*，*SALL1*，*SOX17*や*DSTYK*などがある[1]．これらは常染色体優性遺伝（autosomal dominant：AD）機序により発症する．このうち，比較的頻度が高いのは*HNF1B*および*PAX2*で，Weberらは欧州のESCAPEスタディで解析した99例の低形成・異形成腎のうち，8例で*HNF1B*の変異（8%）を，6例で*PAX2*変異（6%）を認めたと報告した[2]．その他にも様々な報告があるが，この2つの遺伝子は低形成・異形成腎のおおよそ10%程度に関与していると報告されている[3]．この他にも極めて多数の遺伝子が関係していることが想定されているが，いまだ全容は解明されておらず，今後も新規CAKUT原因遺伝子が発見される可能性がある．

2 syndromic CAKUT（表1）

CAKUTに腎外症状を伴う主な症候群のうち，単一遺伝子によるものが多数報告されている[4〜7]．腎外症状をもとに原因遺伝子を推測することは極めて重要である．*PAX2*や*SALL1*などの変異では，腎外症状を合併する場合としない場合があるので注意が必要である．また染色体構造異常にはCAKUTを合併しやすいことが知られている．頻度の高いDown症候群[8]や，比較的まれな4p欠失症候群（Wolf-Hirschhorn症候群）[9]などで様々なCAKUTの合併がみられる．染色体異常患者を診療した場合，一度は腎疾患の有無について検討すべきである．

3 その他

繊毛病（ciliopathy）は常染色体優性多発性囊胞腎（autosomal dominant polycystic kidney disease：ADPKD），常染色体劣性多発性囊胞腎（autosomal recessive polycystic kidney disease：ARPKD），ネフロン癆などを含み，ネフロン癆関連シリオパチー（nephronophthisis-related ciliopathy：NPHP-RC）と称されることもある．NPHP-RCの腎病理所見としては腎嚢胞あるいは慢性間質性腎炎を認める．これには*PKD1*，*PKHD1*，*NPHP1*，*WDR19*，*OFD1*など多数の遺伝子が報告されている．また，renal tubular dysgenesis（RTD）は近位尿細管の発生障害

4 CAKUT（特に低形成・異形成腎）の原因遺伝子と解析指針

表1 単一遺伝子もしくは染色体構造異常によるsyndromic CAKUT ①

症候群名	OMIM	主な原因遺伝子	遺伝形式	知的障害	顔・頭	眼	耳	鼻	口腔、下顎	胸部	肝消化器	外性器・生殖器	骨、指、四肢	内分泌	その他
Alagille 症候群	#118450 #610205	JAG1 NOTCH2	AD		特異顔貌 もやもや病様 脳血管障害	後胎生環	難聴			未梢性肺動脈狭窄	肝異形成 肝内胆管減少 肝内胆汁うっ滞		蝶椎体骨 潜在性二分脊椎	甲状腺機能低下	成長障害
X連鎖αサラセミア/知的障害（ATR-X）症候群	#301040	ATRX	XL	+	小顔貌 顔面中部低形成	眼瞼解離 内眼角瞥皮	耳介低位	三角形の鼻 低い鼻梁	分厚い口唇 鯉口 歯列不整			停留精巣 小陰茎	指の先細り		αサラセミア（低色素性小球性貧血）
Beckwith-Wiedemann 症候群	#130650	CDKN1C, IGF2 ICR1, H19, KCNQ1OT1, NSD1	AD		眉間の火炎状母斑				巨舌	心筋肥大	内臓肥大 腸回異常	停留精巣		新生児低血糖 低Ca血症	巨大児 半身肥大 臍帯ヘルニア 悪性腫瘍
Branchio-oculo-facial (BOF, 鰓眼顔) 症候群	#113620	TFAP2A	AD	+	特異顔貌	小眼球 コロボーマ	難聴 耳介上部皮膚欠損		口蓋裂 頸部皮膚欠損	乳頭異常					早期白髪
Branchio-oto-renal (BOR, 鰓耳腎) 症候群	#113650 #610896	EYA1 SIX5	AD		顔面神経麻痺		難聴 耳瘻孔								低身長
Campomelic dysplasia	#114290	SOX9	AD	+	大頭 水頭症	眼瞼裂狭小	耳介低位 難聴	鼻根低形成	小顎 口蓋裂	11対の肋骨 CHD		外性器奇形 性腺異形成	短く弯曲した長管骨 内反足 進行性側弯 頸椎不安定		筋緊張低下
Cerebrooculofacioskeletal（脳眼顔骨格）症候群 2型	#610756	ERCC2	AR	+	小頭	白内障 眼瞼裂狭小 小眼球	大耳介 耳介低位	目立つ鼻根部	小顎			停留精巣	肘・腰臀状片		成長障害
CHARGE 症候群	#214800	CHD7	AD		顔面非対称 顔面神経麻痺	コロボーマ	耳介異常 難聴	後鼻腔閉鎖	高口蓋	CHD 気管食道瘻	食道閉鎖	外陰部低形成			半身異形成 魚鱗癬様紅皮症
Congenital hemidysplasia with ichthyosiform erythroderma and limb defects (CHILD) 症候群	#308050	NSDHL	XL		片側脳神経低形成		難聴		小顎 口蓋裂	片側肺低形成			小肢症 樽屋異常 近位母指		
Cornelia de Lange 症候群	#122470	NIPBL	AD	+	小頭症 濃い睫毛	近視	耳介低位 難聴	小さく上向き	分厚い下口唇 口角下垂	心疾患 乳頭異形成		停留精巣 尿道下裂	指の異常 近位母指		成長障害 多毛
Deafness, onychodystrophy, osteodystrophy, mental retardation, and seizures (DOOR) 症候群	#220500	TBC1D24	AR	+	淡い髪色 鼻涙管狭窄	視神経萎縮	耳介低位 難聴	大きな鼻					小さい爪 指欠損		けいれん
Ectrodactyly, ectodermal dysplasia, and cleft lip/palate (EEC) 症候群	#604292	TP63	AD		無毛 小頭症	虹彩色素脱出	耳介異常 難聴	後鼻腔閉鎖	口唇口蓋裂 歯の低形成	乳頭低形成		小陰茎 停留精巣	裂手裂足		色白の皮膚
Fraser 症候群	#219000	FRAS1 FREM2 GRIP1	AR		弓状の眉	埋没眼球 眼瞼解離	外耳道閉鎖 耳介異常	鼻翼部欠 細い鼻孔	口蓋裂	CHD	鎖肛	尿道下裂 停留精巣	皮膚合指		
Hypoparathyroidism, sensorineural deafness, and renal dysplasia (HDR) 症候群	#146255	GATA3	AD				感音性難聴					女性器異常		副甲状腺機能低下症	
IFAP症候群 +/-BRESHECK 症候群	#308205	MBTPS2	XL	+	無毛 小頭症	角膜混濁 小眼球	難聴		口蓋裂 エナメル質形成異常	助骨異常	Hirschsprung病	停留精巣	多発性屈曲拘縮 脊椎奇形		低身長
Kabuki 症候群	#147920 #300867	KMT2D KDM6A	AD	+		下眼瞼外反	難聴 反復性中耳炎		高口蓋 口蓋裂	CHD	鎖肛	小陰茎 停留精巣	関節の過伸展 脊椎の湾曲		低身長
Kallmann 症候群	#308700 #147950	KAL1 FGFR1	XL AD		嗅球形成不全		感音性難聴	嗅覚異常	口蓋裂			小陰茎 停留精巣		低ゴナドトロピン性腺機能低下症	

（次ページにつづく）

CHD: congenital heart disease

表1 単一遺伝子もしくは染色体構造異常による syndromic CAKUT ②

症候群名	OMIM	主な原因遺伝子	遺伝形式	知的障害	顔・頭	眼	耳	鼻	口腔・下顎	胸部	肝消化器	外性器・生殖器	骨、指、四肢	内分泌	その他
Macrodontia, mental retardation, characteristic facies, short stature, and skeletal anomalies (KBG) 症候群	#148050	ANKRD11	AD	+	小頭	内眼角外方偏位眼瞼裂離	大きな耳介	上向きの鼻乳	巨歯			停留精巣	脊椎異常骨成熟遅延合指		低身長
Klippel-Feil 症候群	#118100 #214300 #613702 #616549	GDF6 MEOX1 GDF3 MYO18B	AD AR AD AR		顔面非対称脊額空洞症短い頸毛髪線低位	小眼球虹彩欠損	難聴		短頭蓋翼状頸口唇口蓋裂	CHD		腟欠損尿道下裂	頚椎癒合側彎潜在性二分脊椎翼状肩甲骨		多発性黒子
LEOPARD 症候群	#151100	PTPN11	AD		三角頭	両眼解離	難聴	平坦な鼻梁		CHD 心電導障害		尿道下裂	後側彎指の異常		男児のみ
Lenz 小眼球症候群	#309800	NAA10	XL	+		小眼球無眼球	耳介異常耳介低位		口唇口蓋裂歯の異常	狭い肩	鎖肛	尿道下裂停留精巣	後側彎関節拘縮屈指症		
Marden-Walker 症候群	#248700	PIEZO2	AR	+	小頭	眼瞼裂狭小小眼球	耳介低位奇形	上向きの鼻尖	高口蓋口蓋裂小顎	漏斗胸CHD			四肢拘縮		筋緊張低下
Microcephalic osteodysplastic primordial dwarfism 1型（MOPD1）	#210710	RNU4ATAC	AR	+	小頭脳梁欠損	眼球突出	耳介形成耳介低位	大きな鼻		11対の肋骨CHD		小陰唇停留精巣			成長障害
Nager 症候群	#154400	SF3B4	AD		特異顔貌	眼瞼裂斜下眼瞼コロボーマ	伝音性難聴外耳道閉鎖	高い鼻梁	口蓋裂				橈骨無形成、低形成母指低形成		
Okihiro 症候群	#607323	SALL4	AD			両眼解離コロボーマDuane 奇形	難聴		二分喉頭蓋	CHD	鎖肛		橈骨奇形軸前性多指		
Pallister-Hall 症候群	#146510	GLI3	AD	+	相床下部過誤腫	小眼球	単純耳介	短鼻		両側性二葉性CHD	鎖肛	停留精巣	多指爪低形成	下垂体機能低下甲状腺機能低下	
Papillorenal（腎コロボーマ）症候群	#120330	PAX2	AD		Arnold-Chiari 奇形	コロボーマ	難聴						関節弛緩		
Perlman 症候群	#267000	DIS3L2	AR	+	異常顔貌（丸い顔）		耳介低位	平坦な鼻梁	小顎	横隔膜ヘルニア		腎過誤腫Wilms腫瘍停留精巣			出生時巨大児腹筋低形成筋緊張低下
Peters-plus 症候群	#261540	B3GALTL	AR	+	前額突出翼状頸	両眼解離前房異常白内障緑内障			口唇口蓋裂	CHD		尿道下裂	四肢近位短縮幅広く短い手	成長ホルモン欠乏	成長障害
Prune belly 症候群	#100100	CHRM3	AR		Potter 顔貌							膀胱拡大停留精巣	先天性股関節脱臼内反尖足		腹筋欠損男児に多い
Renal cysts and diabetes (RCAD) 症候群	#137920	HNF1B	AD						高口蓋		鎖肛	双角子宮尿道下裂		若年発症人型糖尿病5	やせ型低身長
Renpenning 症候群	#309500	PQBP1	XL	+	小頭細長い頭	眼瞼裂狭小内眼角贅皮	袋耳	幅広い鼻梁				小さな精巣			
Roberts 症候群	#268300	ESCO2	AR	+	小頭頭蓋骨早期癒合顔面中央部毛細血管腫	両眼解離眼球突出小眼球	耳介異常	幅広い鼻梁	口唇口蓋裂	CHD		尿道下裂停留精巣	四肢形成不全		成長障害
Rubinstein-Taybi 症候群	#180849 #613684	CREBBP EP300	AD	+	小頭特異顔貌	斜視眼瞼下垂	耳介異常	くちばし状の鼻	高狭口蓋	CHD		停留精巣	幅広い母指膝蓋骨脱臼		多毛低身長
Simpson-Golabi-Behmel 症候群	#312870	GPC3	XL	+	大頭水頭症	両眼解離	耳介異常	幅広い鼻梁	幅広い口	13対の肋骨CHD	幽門輪横隔膜ヘルニア	停留精巣	二分頭蓋幅広い母指手多指合指		過成長高出生体重

（次ページにつづく）

4 CAKUT（特に低形成・異形成腎）の原因遺伝子と解析指針

表1 単一遺伝子もしくは染色体構造異常による syndromic CAKUT ③

症候群名	OMIM	主な原因遺伝子	遺伝形式	知的障害	顔・頭	眼	耳	鼻	口腔・下顎	胸部	肝消化器	外性器・生殖器	骨、指、四肢	内分泌	その他
Smith-Lemli-Opitz 症候群	#270400	DHCR7	AR	+	小頭症	内眼角贅皮 先天性白内障	耳介低位	小さく上向き	口蓋裂	CHD	Hirschsprung 病	小陰茎 停留精巣	合指症		低身長 発育不全 コレステロール低値
Sotos 症候群	#117550	NSD1	AD	+	大頭症		大きな耳介		高口蓋	CHD					過成長 てんかん
Townes-Brocks 症候群	#107480	SALL1	AD			虹彩欠損	耳介異常 難聴				鎖肛		母指異常		成長障害
VACTERL association	#276950 #314390	PTEN ZIC3	AR XL							CHD 気管食道瘻	食道閉鎖 鎖肛		脊椎異常 橈骨異常 多指		発育遅延
3pter-p25 欠失症候群	#613792	3pter-3p25 欠失	AD	+	小頭 三角顔貌	眼瞼下垂 両眼解離	耳介異常 低耳	平坦な鼻梁	小顎	CHD	鎖肛	停留精巣 小陰茎	軸後性多指 合指		筋緊張低下
Wolf-Hirschhorn 症候群	#194190	4p16.3 欠失	IC	+	特異顔貌 脳奇形	両眼解離	耳瘻孔 難聴	ヘルメット様の鼻	歯の異常	CHD		尿道下裂	脊椎異常	高Ca血症 甲状腺機能低下	低身長 人嚇っこい
Williams-Beuren 症候群	#194050	7q11.23 欠失	AD	+	特異顔貌	内眼角贅皮	聴覚過敏	上向きの鼻孔		CHD					血小板減少 低身長
Jacobsen 症候群	#147791	11q 部分欠失	IC	+	特異顔貌 三角頭蓋	眼瞼下垂 両眼解離	耳介低位 耳介異常	短鼻	大きな鯉口 下顎後退	CHD			軸前性多指		
環状染色体14	#616606	リング状14	IC	+	小頭		大きな耳介 耳介低位		小顎	漏斗胸		尿道下裂 停留精巣	屈曲拘縮		てんかん 不随意運動
16p11.2 欠失症候群	#611913	16p11.2 欠失	IC	+	水頭症	コロボーマ	耳介低位		幅広い口	CHD		停留精巣	外反肘 細長い指		けいれん 自閉
16q22 欠失症候群	#614541	16q22	IC	+	水頭症	眼瞼裂斜上	耳介形成 難聴		小顎	CHD	異所性肛門		幅広い母指		成長障害 筋緊張低下
18p 欠失症候群	#146390	18p 欠失	AD	+	特異顔貌 全前脳胞症	両眼解離 眼瞼下垂		幅広い平坦な鼻梁	小顎 口唇口蓋裂	CHD			短指、合指	下垂体機能低下 成長ホルモン欠損	IgA低下 感染
21 トリソミー (Down 症候群)	#190685	21 重複	IC	+	特異顔貌		難聴		巨舌	CHD					筋緊張低下 低身長
22q11.2 欠失症候群	#611867	22q11.2 欠失	AD	±	特異顔貌		耳介異常		口蓋裂	肺動脈狭窄 胸腺低形成	鎖肛			低Ca血症	免疫不全
22q 部分テトラソミー	#115470	22q11 重複	AD	±	特異顔貌	眼瞼裂斜下	耳介異常 難聴		小顎	CHD	鎖肛		脊椎欠損		

AD：autosomal dominant, AR：autosomal recessive, XL：X chromosome linked, IC：isolated case, CHD：congenital heart disease

本表には腎尿路系異常（特に腎低形成）を呈する疾患のうち、原因遺伝子が判明しているもの、かつ日本国内での報告例があるものを掲載した。日本国内での報告の有無は医中誌 Web で検索を行った。どの症候群も腎尿路系も原因として臨床症状は多彩であり、必発症状を示しているものではない。本表はあくまでも参考資料としての使用すること。原則としてシンドロパチー関連疾患は表記していない。

（琉球大学遺伝疾患データベース（UR-DBMS）（http://becomerich.lab.u-ryukyu.ac.jp/top.html）および OMIM（Online Mendelian Inheritance in Man）（http://www.omim.org/）および別冊日本臨牀 腎臓症候群（第2版）. 日本臨牀社. 2012 および梶井 正、黒木良和、新川詔夫（監修）：新先天奇形症候群アトラス第2版. 南江堂を参考に作成）

により，胎児期から高度の腎機能障害を認める疾患である．RTD の原因遺伝子は *AGT*，*AGTR1*，*REN* などのレニン・アンジオテンシン系(RAS)に関連する遺伝子で，常染色体劣性遺伝(autosomal recessive：AR)機序により発症する[10]．母体が妊娠中に RAS 抑制系降圧薬〔アンジオテンシン変換酵素(ACE)阻害薬，アンジオテンシンⅡ受容体拮抗薬(ARB)〕を服用していた場合にも RTD を発症することがあり，母親の病歴の聴取が重要である．NPHP-RC，RTD と低形成・異形成腎は病理学的に鑑別できることもあるが，混同されることも少なくない．

2 CAKUT の遺伝子解析

1 CAKUT 遺伝子解析の対象者

CAKUT の原因遺伝子解析は現在のところ研究目的でのみ行われていることに留意する．
①生後すぐ，もしくは小児期に始まる原因不明の腎機能障害および腎尿路の形態異常をもつもの．
②腎外症状の有無，家族歴の有無は問わない．

2 除外対象

①明らかに他の原因が疑われるもの．例：子宮内感染症，周産期の虚血，低酸素性障害など．
②本人，家族が遺伝子解析を希望しないもの．
③患者の未発症の未成年同胞(保因者診断，発症前診断は原則として行わない)．

3 遺伝子解析の利点・欠点

①遺伝子の関与が疑われる CAKUT 患者と解析の利点．
　特に以下の場合に臨床上，CAKUT 患者で「遺伝」あるいは「遺伝子」が問題となると考えられる．
Ⓐ親子例，同胞例などの家系集積がある例
Ⓑ先天異常症候群の 1 症状として CAKUT が存在する例
Ⓒ CAKUT と NPHP-RC など他の腎疾患との鑑別
　Ⓐでは，CAKUT 原因遺伝子の同定は遺伝カウンセリングを行ううえで有用である．CAKUT の原因遺伝子の多くは前述のように AD であり，そのため患者本人の子が再発する確率はおおよそ 1/2 である．ただし，NPHP-RC や RTD はほとんどが AR なので患者本人の子が発症することはまれである．
　Ⓑは，知的障害や特異顔貌，心臓など他の器官にも異常が存在する先天異常症候群例で，単一遺伝子の異常や染色体構造異常が原因となる場合がある．原因遺伝子を同定することで診断の確定，腎外症状の発見(コロボーマ，難聴など)，予後の予測が可能となる場合がある．
　Ⓒは NPHP-RC や RTD が対象になる．これらは腎病理学的に鑑別できることがあるが，実際には腎生検が困難で病理組織が得られないことも少なくない．このような場合，遺伝学的に鑑別することが可能なことがある．
②遺伝子解析の欠点．
　その原因遺伝子に特異的な治療は現在のところほとんどない．したがって，患者本人には

直接利益がない場合も多い．また，遺伝子解析で変異がなくてもその疾患を否定することにはならないため，疾患の除外（遺伝子異常がないことを確認する）目的で遺伝子解析を行うことは推奨されない．

3 実際の遺伝子解析対象者の選定と解析手順

① CAKUT の種類，腎機能障害について検討する．
② CAKUT 以外の腎外症状の有無を精査する．
　例：発達の遅れはないか？　難聴はないか？　眼の異常はないか？　多指の手術歴はないか？　骨格の異常はないか？　など．
③ 家族歴を聴取し，家系図を作成する．遺伝形式（AD，AR，X 連鎖性など）を推定する．
④ ①〜③の情報から，原因遺伝子を推定する．
⑤ 家族の意向（遺伝子解析を希望するか）を確認する．その際，以下の点に留意すべきである．
Ⓐ 解析を受けるかどうかはすべて患者家族の自律的意思によるものであり，決して強制してはならない．
Ⓑ 遺伝情報は以下の 3 つの特性があることに留意する．
　不変性：生涯変わらない．直接遺伝子を治療することはできない．
　予測性：今後の経過を予測する．避けられない事実を告げることがある．
　共有性：本人のみではなく，両親，同胞，親戚にも影響をもつ．
Ⓒ 日本医学会「医療における遺伝学的検査・診断に関するガイドライン」や日本小児科学会の Q and A を順守すべきである．
　日本医学会（http://jams.med.or.jp/guideline/genetics-diagnosis.html）
　日本小児科学会（https://www.jpeds.or.jp/modules/guidelines/index.php?content_id=30）
⑥ 特に網羅的な遺伝子解析を検討する場合は各施設において倫理委員会の審査を受け，さらに臨床遺伝専門医，遺伝カウンセラーと連携するなど，倫理的に十分配慮することを強く推奨する．臨床遺伝専門医リストは，臨床遺伝専門医制度委員会ウェブサイト（http://www.jbmg.jp/）から入手できる．

4 遺伝子解析の手順（図 1）

1 臨床症状から原因遺伝子が推測できるとき

それぞれの遺伝子を直接シークエンス法，MLPA®（Multiplex Ligation-dependent Probe Amplification）法などを用いて解析する．

2 原因遺伝子が推定できないとき：網羅的遺伝子解析を行う

a）先天異常症候群の場合

原因不明の先天異常症候群では，まず染色体 G-band 法を施行する．異常がない場合，アレイ CGH（comparative genomic hybridization）法が有用となることがある．アレイ CGH 法は微細な染色体構造異常を検出するデジタル染色体解析法である．アレイ CGH 法の適応はおもに知的障害を伴う先天異常症候群であり，原因不明の知的障害ではおおよそ 10〜15％ の患者で異常がみつかるとされている．知的障害や自閉症を伴う CAKUT 患者では試みるべき

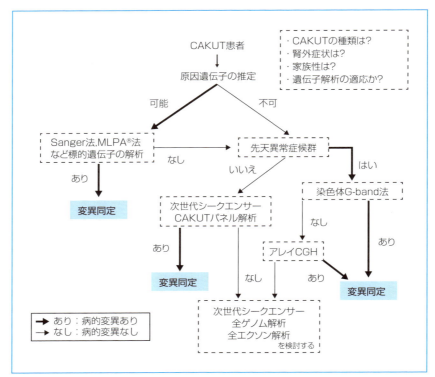

図1 遺伝子解析の手順

方法である．

b) 次世代シークエンサーを用いた解析

　次世代シークエンサー（next generation sequencing：NGS）では，全ゲノム（whole genome sequencing：WGS），全エクソン（whole exome sequencing：WES），ターゲットリシークエンス（パネル解析）が可能である．WGS，WES が理想であるが，これらは高価で，データ処理も煩雑である．また予想外の遺伝子変異を見つけることがあるため遺伝カウンセリングが必須となる．そのため近年各種疾患分野において，目的とする遺伝子を自ら選択し，パネル化して解析するターゲットリシークエンスが行われている．

5 CAKUT 遺伝子解析における問題点

1 遺伝子変異同定率が低い

　米国の Hwang らは，CAKUT 患者 650 家系に対し代表的な 17 の CAKUT 遺伝子の解析を行ったが，変異同定率はわずかに 6.3％ であった[11]．変異同定ができない理由が，解析方法に問題があるのか，もともとゲノムの異常ではないのかは不明である．

2 遺伝カウンセリング体制が十分ではない

　遺伝カウンセリング体制が十分に整っている施設はまだ多くないと考えられる．特に次子再発の可能性がある疾患については，臨床遺伝専門医との連携が必須である．

3 | 費用負担の問題

　現在ほとんどのCAKUT遺伝子解析費用は保険診療とはなっておらず，研究費で賄っていると考えられる．継続して解析を行うにはどのような体制がよいか，検討が必要である．NGSでは検体を集約して解析することでコストダウンできるため，患者の集積が必要である．

文献

1) Vivante A, Kohl S, Hwang DY, Dworschak GC, Hildebrandt F: Single-gene causes of congenital anomalies of the kidney and urinary tract (CAKUT) in humans. *Pediatr Nephrol* **29**:695-704, 2014
2) Weber S, Moriniere V, Knüppel T, Charbit M, Dusek J, Ghiggeri GM, Jankauskiené A, Mir S, Montini G, Peco-Antic A, Wühl E, Zurowska AM, Mehls O, Antignac C, Schaefer F, Salomon R: Prevalence of mutations in renal developmental genes in children with renal hypodysplasia: results of the ESCAPE study. *J Am Soc Nephrol* **17**:2864-2870, 2006
3) Renkema KY, Winyard PJ, Skovorodkin IN, Levtchenko E, Hindryckx A, Jeanpierre C, Weber S, Salomon R, Antignac C, Vainio S, Schedl A, Schaefer F, Knoers NV, Bongers EM; EUCAKUT consortium: Novel perspectives for investigating congenital anomalies of the kidney and urinary tract (CAKUT). *Nephrol Dial Transplant* **26**:3843-3851, 2011
4) 琉球大学遺伝性疾患データベース (UR-DBMS). (http://becomerich.lab.u-ryukyu.ac.jp/top.html)
5) OMIM (Online Mendelian Inheritance in Man) (http://www.omim.org/)
6) 別冊日本臨牀 腎臓症候群 (第2版). 日本臨牀社, 2012
7) 梶井　正, 黒木良和, 新川詔夫 (監修): 新先天奇形症候群アトラス第2版. 南江堂, 2015
8) Ariel I, Wells TR, Landing BH, Singer DB: The urinary system in Down syndrome: a study of 124 autopsy cases. *Peditr Pathol* **11**:879-888, 1991
9) Boog G, Le Vaillant C, Collet M, Dupré PF, Parent P, Bongain A, Benoit B, Trastour C: Prenatal sonographic patterns in six cases of Wolf-Hirschhorn (4p-) syndrome. *Fetal Diagn Ther* **19**:421-430, 2004
10) Yosypiv IV: Renin-angiotensin system in ureteric bud branching morphogenesis: implications for kidney disease. *Pediatr Nephrol* **29**:609-620, 2014
11) Hwang DY, Dworschak GC, Kohl S, Saisawat P, Vivante A, Hilger AC, Reutter HM, Soliman NA, Bogdanovic R, Kehinde EO, Tasic V, Hildebrandt F: Mutations in 12 known dominant disease-causing genes clarify many congenital anomalies of the kidney and urinary tract. *Kidney Int* **85**:1429-1433, 2014

III 低形成・異形成腎の腎機能障害を進行させうる泌尿器科的随伴病態

1 総論

　低形成・異形成腎には泌尿器科的随伴病態がよく合併する．本章では泌尿器科的随伴病態を，閉塞や逆流などをきたす尿路の機能的および器質的異常を包括する概念と規定する．これらの随伴病態については，低形成・異形成腎における慢性腎臓病（chronic kidney disease：CKD）の増悪因子としてこれまで十分な検討がなされてはいない．しかし，数は少ないが，症例報告や小規模コホート研究にて泌尿器科的随伴病態の腎予後への影響が報告されている．これらの理由から，本章ではエビデンスレベルに言及せず，泌尿器科的随伴病態におけるCKD増悪阻止に対して，ガイドライン作成チームのコンセンサスに基づき記載した．

　CKD進行に対する強い増悪因子となりうる病態および器質的疾患として，本章では，後部尿道弁，尿管瘤，尿管異所開口について限定して述べる．すでに日本小児泌尿器科学会から「小児先天性水腎症（腎盂尿管移行部通過障害）診療手引き 2016」「小児膀胱尿管逆流（VUR）診療手引き 2016」が発表され，また日本排尿機能学会から2006年に作成された「二分脊椎症に伴う下部尿路機能障害の診療ガイドライン」が近い将来改訂されるとのことで，ダブルスタンダードを避けるという意図もある．ただし腎瘢痕については，将来の高血圧や腎機能障害の原因となりうるため，膀胱尿管逆流（vesicoureteral reflux：VUR）に限定せずに解説することとした．また，VACTERL連合など椎体に異常のある形態異常症候群は，神経因性膀胱と先天性腎尿路異常（cogenital anomalies of the kidney and urinary tract：CAKUT）を合併するが，一般に，二分脊椎症に伴う下部尿路機能障害とCAKUTを合併することは非常にまれなこともあり，神経因性膀胱を省いた．しかし，もしも下部尿路機能障害がCAKUTに合併すると，腎機能予後を悪化させることを小児科医は忘れてはならない．

　加えて，水腎症のひとつの病態として，間欠性水腎症がある．水腎の出現と消退を繰り返し，腎盂内圧上昇時には腹痛や悪心嘔吐等の消化器症状が突然に出現し自然消失することから，自家中毒などの消化器系疾患や心身症等と誤診されることがある．また，同様の病態として軽度の先天性水腎症の経過観察中に急性増悪を診断できず，気づいた時には片腎の機能が廃絶してしまっているということも経験する．これらも小児科医が忘れてはならず，水腎症の児の親に伝えておかなくてはならない病態なので，追記しておく．

　全病態について共通にいえることは，総腎機能が低下している症例〔推定糸球体濾過量（estimated glomerular filtration rate：eGFR）60〜90mL/min/1.73m^2，CKDステージ2〕では，各病態の尿路管理を確実に行ったうえで，最低でも2歳未満では6か月ごと，それ以降であれば12か月ごとの定期的な腎機能評価を提案する．そして，CKDステージがさらに進んだ場合には腎機能評価の間隔を短縮し，腎機能低下の進行が急な場合やeGFR＜60mL/min/1.73m^2（CKDステージ3以上）の場合には，小児の腎臓専門医にコンサルトをするのが望ましい．

2 後部尿道弁

1 定義

　後部尿道弁は男児の先天性尿道発生異常であり，胎児期より下部尿路閉塞が出現する疾患である．重症例では胎児腎形成時期の尿道通過障害により，膀胱高圧化・膀胱拡張・膀胱尿管逆流・水腎水尿管をきたし腎実質性障害や低形成・異形成腎を呈する．胎児期に羊水過少，肺低形成を認め，出生時に腎不全を認めることもある．非重症例では，尿路拡張や膀胱尿管逆流に起因する尿路感染症，尿排出障害に起因する尿失禁・残尿・尿線途絶・尿意切迫などの下部尿路症状が一般的である．

2 概要

　後部尿道弁の有病率は，欧米の報告では男児8,000～25,000人に1例と報告[1,2]されている．形態学的にYoung分類が広く用いられ，I型：精阜下端より始まり後壁から側壁に膜状に伸びて，さらに尿道前壁で左右の膜が融合する形態，II型：精阜上端よりヒダ状に内尿道口に向かう形態，III型：精阜のより遠位側に精阜とは非連続に存在する膜状の形態の3型に当初分けられたが，II型については，現在は過剰分類とみなされ採用されていない．I型が最多である．成因としては，I型については，泌尿生殖洞の前壁に異所開口したウォルフ管開口部が近位側に移動する際に生じる精丘ヒダが，完全に退化しないために生じると考えられている[3]．III型については，尿生殖隔膜の遺残に基づくと考えられている．後部尿道弁患児は，欧米の報告では慢性腎不全患児の約17%を占め[4]，20～40%が末期腎不全（end-stage kidney disease：ESKD）に進展する[5〜10]．尿道の通過障害の重症度により症状と発症機転に差があり，出生前の羊水過少・肺低形成，新生児期の急性腎不全症状，乳児期の尿路感染症，幼児期以降の尿失禁などの下部尿路機能障害が典型的である．軽症例では，幼児期以後も自然消失しない昼間尿失禁のみが主症状の症例がある．続発性の膀胱の器質的障害によって，様々な下部尿路機能障害（排尿筋過活動・低コンプライアンス・排尿筋低活動，残尿，内尿道括約筋不全）を呈する[11〜13]．膀胱尿管逆流（vesicoureteral reflux：VUR）の合併頻度は30～80%であり，後部尿道弁による膀胱高圧状態の直接的作用や尿管の開口部異常が関連していると推察されている[14〜17]．できるだけ早期に内視鏡下の弁切開・焼灼を行い，排尿圧を低下させることで腎予後と[18]膀胱のコンプライアンスも改善するが，トイレトレーニング後も下部尿路機能障害が持続するものが30%前後[19]あり，重症例では，弁切開・焼灼術後も長期にわたり下部尿路評価を定期的に行う必要がある．

3 診断・検査

胎児超音波検査では，膀胱拡大とともに弁より近位尿道の拡張を呈するいわゆる"Keyhole sign"を認めることが特徴的である[20]．新生児期，乳児期の超音波検査では，過剰な膀胱壁の肥厚が認められる．後部尿道弁の確定診断には，画像検査として排尿時膀胱尿道造影（voiding cystourethrography：VCUG）と内視鏡（膀胱尿道鏡）の両者が必須である．VCUGでは，排尿時に後部尿道の拡張および延長，膀胱頸部の肥厚，膜様部尿道付近での尿道狭窄所見が特徴的である．

4 管理・治療方針

1 手術治療

乳児期までに発症する重症例では，可能な限り早期に内視鏡下弁切開・焼灼術による尿道の閉塞を解除することが必要である．電解質異常などの全身状態不良を伴う重症例では，生後すぐに尿道カテーテルを留置し，閉塞性腎障害の状態の十分な改善を待って内視鏡手術を行う．内視鏡下弁切開によりVURの有病率は43%から22%に改善するが，高度逆流は改善不良であり[21]，改善不良時は尿路感染管理のために逆流防止術などの手術的治療適応が考慮されるが，弁切開が不十分な可能性もあり，再観察や追加切開も考慮する必要がある．

胎児期に羊水過少が認められた際に，胎児治療として膀胱ー羊水腔シャントや胎児鏡手術が報告されたが，胎児の生存率・腎予後を改善するとの証明はなされておらず，一般的な治療にはなっていない[21〜24]．

2 下部尿路管理

出生直後の下部尿路管理としては，閉塞による腎不全と判断される場合は，早期にカテーテル留置等による膀胱尿のドレナージを図ることで全身状態を改善する．

手術治療により閉塞解除を行った後の尿路管理としては，自然排尿下において術後1か月程度は，尿道カテーテル留置により一時的に改善した血清クレアチニン値の再上昇がないか，また上部尿路拡張例では，再拡張を認めないか，頻回な定期評価が有用である．また腎性多尿を伴う症例では，自排尿のみに依存すると，高度の残尿により膀胱内高圧状態が遷延する"valve bladder syndrome"を呈するため，これへの対策が必要である．神経因性膀胱と同様に，機能障害にあわせて，間欠的導尿，尿路変更（膀胱皮膚瘻等）を考慮する．随意排尿が可能な年齢に達した症例には，尿意の知覚が障害され膀胱充満感が弱いため定時排尿，二段排尿を指導する必要がある．

5 腎機能の予後

重症後部尿道弁患児の20〜40%はESKDに進行すると報告[5,7〜10]され，腎予後は良好とはいえない．胎生期の腎形成過程で障害を認めることが多く，腎機能不良例では新生児期の超音波上の腎実質性変化を全例で確認できたと報告[25]されている．腎予後因子としては生後1歳以下の最低クレアチニン値が0.8〜1.2mg/dL以上で予後が不良であると報告されている[15,26,27]．他の予後因子として下部尿路異常（低コンプライアンス膀胱）[5,26,28〜30]，VUR[5]が報告されている．成人期以降まで追跡した慢性腎臓病（chronic kidney disease：CKD）に関して

の予後因子の検討は不十分である．

　ESKD 移行後，腎移植した際にも後部尿道弁患児では腎予後が不良で尿路感染の頻度も高いことが報告[31,32]されているが，下部尿路管理が適切に行われると腎予後に差がないとの報告[33]もあり，下部尿路管理の重要性が示唆される．

文献

1) Atwell JD: Posterior urethral valves in the British Isles: a multicenter B.A.P.S. review. *J Pediatr Surg* **18**:70-74, 1983
2) Casale AJ: Early ureteral surgery for posterior urethral valves. *Urol Clin North Am* **17**:361-372, 1990
3) Mitchell ME, Close CE: Early primary valve ablation for posterior urethral valves. *Semin Pediatr Surg* **5**:66-71, 1996
4) Yohannes P, Hanna M: Current trends in the management of posterior urethral valves in the pediatric population. *Urology* **60**:947-953, 2002
5) DeFoor W, Clark C, Jackson E, Reddy P, Minevich E, Sheldon C: Risk factors for end stage renal disease in children with posterior urethral valves. *J Urol* **180**(4 Suppl):1705-1708, 2008
6) Heikkilä J, Holmberg C, Kyllönen L, Rintala R, Taskinen S: Long-term risk of end stage renal disease in patients with posterior urethral valves. *J Urol* **186**:2392-2396, 2011
7) Smith GH, Canning DA, Schulman SL, Snyder HM 3rd, Duckett JW: The long-term outcome of posterior urethral valves treated with primary valve ablation and observation. *J Urol* **155**:1730-1734, 1996
8) Tejani A, Butt K, Glassberg K, Price A, Gurumurthy K: Predictors of eventual end stage renal disease in children with posterior urethral valves. *J Urol* **136**:857-860, 1986
9) Ylinen E, Ala-Houhala M, Wikström S: Prognostic factors of posterior urethral valves and the role of antenatal detection. *Pediatr Nephrol* **19**:874-879, 2004
10) Pohl M, Mentzel HJ, Vogt S, Walther M, Rönnefarth G, John U: Risk factors for renal insufficiency in children with urethral valves. *Pediatr Nephrol* **27**:443-450, 2012
11) Parkhouse HF, Woodhouse CR: Long-term status of patients with posterior urethral valves. *Urol Clin North Am* **17**:373-378, 1990
12) Peters CA, Bolkier M, Bauer SB, Hendren WH, Colodny AH, Mandell J, Retik AB: The urodynamic consequences of posteriorurethral valves. *J Urol* **144**:122-126, 1990
13) Misseri R, Combs AJ, Horowitz M, Donohoe JM, Glassberg KI: Myogenic failure in posterior urethral valve disease: real or imagined? *J Urol* **168**(4 Pt 2):1844-1848, 2002
14) Milliken LD Jr, Hodgson NB: Renal dysplasia and urethral valves. *J Urol* **108**:960-962, 1972
15) Williams DI, Eckstein HB: Obstructive valves in the posterior urethra. *J Urol* **93**:236-246, 1965
16) Sarhan OM, El-Ghoneimi AA, Helmy TE, Dawaba MS, Ghali AM, Ibrahiem el-HI: Posterior urethral valves: multivariate analysis of factors affecting the final renal outcome. *J Urol* **185**(6 Suppl):2491-2495, 2011
17) Henneberry MO, Stephens FD: Renal hypoplasia and dysplasia in infants with posterior urethral valves. *J Urol* **123**:912-915, 1980
18) Smith GH, Canning DA, Schulman SL, Snyder HM 3rd, Duckett JW: The long-term outcome of posterior urethral valves treated with primary valve ablation and observation. *J Urol* **155**:1730-1734, 1996
19) Tourchi A, Kajbafzadeh AM, Aryan Z, Ebadi M: The Management of Vesicoureteral Reflux in the Setting of Posterior Urethral Valve With Emphasis on Bladder Function and Renal Outcome: A Single Center Cohort Study. *Urology* **83**:199-205, 2014
20) Bernardes LS, Aksnes G, Saada J, Masse V, Elie C, Dumez Y, Lortat-Jacob SL, Benachi A: Keyhole sign: how specific is it for the diagnosis of posterior urethral valves? *Ultrasound Obstet Gynecol* **34**:419-423, 2009
21) Hennus PM, van der Heijden GJ, Bosch JL, de Jong TP, de Kort LM: A systematic review on renal and bladder dysfunction after endoscopic treatment of infravesical obstruction in boys. *PLoS One* **7**:e44663, 2012
22) Morris RK, Ruano R, Kilby MD: Effectiveness of fetal cystoscopy as a diagnostic and therapeutic intervention for lower urinary tract obstruction: a systematic review. *Ultrasound Obstet Gynecol* **37**:629-637, 2011
23) Salam MA: Posterior urethral valve: Outcome of antenatal intervention. *Int J Urol* **13**:1317-1322, 2006
24) Abdennadher W, Cholouhi G, Dreux S, Rosenblatt J, Favres R, Guimiotl F, Salomon LJ, Oury JF, Ville Y, Muller F: Fetal urine biochemistry at 13-23 weeks of gestation in lower urinary tract obstruction: criteria for in-utero treatment. *Ultrasound Obstet Gynecol* **46**:306-311, 2015
25) Oliveira EA, Rabelo EAS, Perreira AK, Diniz JS, Cabral ACV, Leite HV, Silva JMP, Fagundes TA: Prognostic factors in prenatally-detected posterior urethral valves: a multivariate analysis. *Pediatr Surg Int* **18**:662-667, 2002
26) Dorozdz D, Drozdz M, Gretz N, Möhring K, Mehls O, Schärer K: Progression to end-stage renal disease in children with posterior uretharal valves. *Pediatr Nephrol* **12**:630-636, 1998
27) Bajpai M, Dave S, Gupta DK: Factors affecting outcome in the management of posterior urethral valves. *Pediatr Surg Int* **17**:11-15, 2001
28) Ghanem MA, Wolffenbuttel KP, De Vylder A, Nijman RJ: Long-term bladder dysfunction and renal function in boys with posterior urethral valves based on urodynamic findings. *J Urol* **171**(6 Pt 1):2409-2412, 2004
29) Lopez Pereira P, Martinez Urrutia MJ, Espinosa L, Lobato R, Navarro M, Jaureguizar E: Bladder dysfunction as prognostic factor in patients with pos-

terior urethral valves. *BJU Int* **90**:308-311, 2002

30) Rivas S, Lobato R, Martinez Urruntina MJ, Lopez Pereira P, Jaureguizar E: Bladder dysfunction as prognostic factor in patients with posterior urethral valves. *BJU Int* **87**(**Suppl1**):32, 2001

31) Churchill BM, Sheldon CA, McLorie GA, Arbus GS: Factors influencing patient and graft survival in 300 cadaveric pediatric renal transplants. *J Urol* **140**(**5 Pt 2**):1129-1133, 1988

32) Mochon M, Kaiser BA, Dunn S, Palmer J, Polinsky MS, Schulman SL, Flynn JT, Baluarte HJ: Urinary tract infections in children with posterior urethral valves after kidney transplantation. *J Urol* **148**:1874-1876, 1992.

33) Saad IR, Habib E, ElSheemy MS, Abdel-Hakim M, Sheba M, Mosleh A, Salah DM, Bazaraa H, Fadel FI, Morsi HA, Badawy H: Outcomes of living donor renal transplantation in children with lower urinary tract dysfunction: a comparative retrospective study. *BJU Int* **118**:320-326, 2016

3 尿管瘤

1 定義

尿管瘤は膀胱尿管接合部の粘膜下の先天的構造異常により，膀胱内尿管が囊胞様に拡張する病態，疾患である[1]．膀胱内のみに存在する膀胱内型尿管瘤（intravesical ureterocele）と膀胱頸部や尿道まで拡張が認められる異所性尿管瘤（ectopic ureterocele）に分類される[2]．

2 概要

かつては尿管遠位端が狭窄により囊状に拡張したと考えられていたが，近年の研究では尿生殖洞へのウォルフ管および尿管芽の吸収過程の異常に起因するものと考えられている[3]．

10％が両側性であり，膀胱内尿管瘤の80〜90％が単一腎尿管に合併し，異所性尿管瘤の80〜90％の症例が完全重複尿管に合併する[2]．その場合，上半腎所属尿管に尿管瘤を認め，上半腎の機能低下，低形成・異形成が認められることが多い[4]．いずれの尿管瘤も所属尿管末端での通過障害が認められる．また重複腎盂尿管に伴う異所性尿管瘤では，同側の下半腎所属尿管（姉妹尿管）が尿管瘤により圧迫され，水腎水尿管をきたしたり，尿管瘤の存在により，姉妹尿管の逆流防止機構が破綻して，膀胱尿管逆流（vesicoureteral reflux：VUR）をきたすことがある[5]．

異所性尿管瘤は上部尿路の通過障害のみならず，排尿時に尿管瘤が膀胱頸部から後部尿道に滑脱することにより下部尿路通過障害を呈することがある．異所性尿管瘤のVURの合併は，対側尿管に25％，尿管瘤側に10％に認められ[6]，尿管瘤側の姉妹尿管へのVURは50％に認められる[7]．とくに尿管瘤口が大きく，瘤遠位端が盲端状の形態を有する場合（cecoureterocele）には，排尿時に尿道内に滑脱した盲端部が弁状に尿道を閉塞することがあり，高度の膀胱拡張と上部尿路拡張・VURを惹起することが報告[8]されている．

3 診断・検査

超音波検査による膀胱内評価が最も有用な診断方法である．上部尿路の拡張および尿管瘤を連続して観察し，尿管瘤のサイズを計測することが可能である．ただし，尿管瘤が大きい場合，膀胱と尿管瘤が判別できないことがあり，膀胱を十分に充満させた状態で観察することが重要である．ただし，膀胱を過剰に充満させると尿管瘤が膀胱内圧により虚脱してしまうことがあるので注意が必要である．また，膀胱壁外の巨大尿管による膀胱圧迫所見が尿管瘤と類似所見を呈することがあるが，尿管瘤の薄い壁構造（膀胱壁を含まない）を十分に確認することにより，おおむね鑑別可能である．

排尿時膀胱尿道造影（voiding cystourethrography：VCUG）は尿管瘤の膀胱内への突出状態，

異所性尿管瘤の尿道内への陥入の有無，尿道の通過障害，VURの評価に有効である．膀胱内に造影剤を少量注入した状態での撮像で透亮像として尿管瘤が描出される．ただし，尿管瘤の開口部が膀胱頸部・尿道に開口しているために尿道へのカテーテルの迷入が起こる可能性があることに注意が必要である．腎シンチグラフィは患側腎の分腎機能評価，尿管瘤所属上半腎，下半腎の機能評価のために必須である．

4 管理・治療方針

現在，尿管瘤の包括的な治療方針に関して十分なエビデンスはなく，患児の個々の病態に合わせて選択されるが，尿路感染をコントロールできない場合は手術的治療を要する．治療方法としては，①内視鏡的尿管瘤切開術[9,10]，②上半腎切除[11]，③根治的尿管瘤切除修復術[12,13]が報告されている．膀胱内型尿管瘤は内視鏡的尿管瘤切開術のみで治療が有効であることが多い[14]が，重複腎盂尿管を伴う異所性尿管瘤の場合，尿管瘤所属腎の機能，VURの有無，下部尿路通過障害の評価に基づき症例ごとに治療方針を選択する必要がある．腎シンチグラフィで集積を認める場合は，上部あるいは下部尿路の通過障害を解除し，集積を認めない場合は，腎または上半腎の摘出が考慮される．VURにより尿路感染の制御が困難な場合は，年齢を考慮したうえで逆流防止術とともに根治的尿管瘤切除術が考慮される．

5 腎機能の予後

重複腎盂尿管を伴わない尿管瘤の腎予後は，手術治療介入後良好であることが示されている．重複腎盂尿管に伴う尿管瘤所属腎の無機能腎は74％に認められ[15]，57％は腎組織の異形成を伴う[16]が，治療介入後の総腎機能に関して予後は良好である[15]．

文献

1) Petit T, Ravasse P, Delmas P: Does the endoscopic incision of ureteroceles reduce the indications for partial nephrectomy? *BJU Int* **83**:675-678, 1999
2) Glassberg KI, Braren V, Duckett JW, Jacobs EC, King LR, Lebowitz RL, Perlmutter AD, Stephens FD: Suggested terminology for duplex sustems, ectopic ureters and ureteroceles. *J Urol* **132**:1153-1154, 1984
3) Mendelsohn C: Using mouse models to understand normal and abnormal urogenital tract development. *Organogenesis* **5**:306-314, 2009
4) Mandell J, Colodny AH, Lebowitz R, Bauer SB, Retik AB: Ureteroceles in infants and children. *J Urol* **123**:921-926, 1980
5) Blyth B, Passerini-Glazel G, Camuffo C, Snyder HM 3rd, Duckett JW: Endoscopic incision of ureteroceles: intravesical versus ectopic. *J Urol* **149**:556-559, 1993
6) Sen S, Beasley SW, Ahmed S, Smith ED: Renal function and vesicoureteric reflux in children with ureteroceles. *Pediatr Surg Int* **7**:192-194, 1992
7) Coplen DE, Barthold JS: Controversies in the management of ectopic ureteroceles. *Urology* **56**:665-668, 2000
8) Balchick RJ, Nasrallah PF: Cecoureterocele. *J Urol* **137**:100-101, 1987
9) Adorisio O, Elia A, Landi L, Taverna M, Malvasio V, Danti AD: Effectiveness of primary endoscopic incision in treatment of ectopic ureterocele associated with duplex system. *Urology* **77**:191-194, 2011
10) Castagnetti M, Vidal E, Burei M, Zucchetta P, Murer L, Rigamonti W: Duplex system ureterocele in infants: should we reconsider the indications for secondary surgery after endoscopic puncture or partial nephrectomy? *J Pediatr Urol* **9**:11-16, 2013
11) Pearce R, Subramaniam R: Partial nephroureterectomy in a duplex system in children: the need for additional bladder procedures. *Pediatr Surg Int* **27**:1323-1326, 2011
12) Lewis JM, Cheng EY, Campbell JB, Kropp BP, Liu DB, Kropp K, Kaplan WE: Complete excision or marsupialization of ureteroceles: does choice of surgical approach affect outcome? *J Urol* **180**(4 Suppl):1819-1822, 2008
13) Shekarriz B, Upadhyay J, Fleming P, González R, Barthold JS: Long-term outcome based on the initial surgical approach to ureterocele. *J Urol* **162**(3 Pt 2):1072-1076, 1999
14) Byun E, Merguerian PA: A meta-analysis of surgical practice patterns in the endoscopic management of ureteroceles. *J Urol* **176**(4 Pt 2):1871-1877, 2006
15) Sen S, Beasley SW, Ahmed S, Smith ED: Renal function and vesicoureteric reflux in children with ureteroceles. *Pediatr Surg Int* **7**:192-194, 1992
16) Sen S, Ahmed S: Management of double system ureterocele. *Aust NZJ Surg* **57**:655-660, 1987

4 尿管異所開口

1 定義

尿管異所開口は，尿管芽発生の位置異常により，本来開口すべき膀胱三角部側角部以外の場所に尿管が開口している状態，疾患である．多くの場合，本来の尿管口より尾側の尿路・性路に開口する．

2 概要

膀胱頸部や尿道などの尿路から，性路に開口し，男性の場合，膀胱頸部・後部尿道・射精管・精管・精嚢に開口し，女性の場合，膀胱頸部・尿道・腟前庭・腟・子宮・ガルトナー管嚢胞への開口[1]が認められる．単一尿管に認める場合と重複尿管の上半腎所属尿管に認める場合があり，その比率は8対2である[2]．どちらの場合も所属腎には低形成・異形成を伴うことが多い[2,3]．約10％が両側性である[2]．臨床症状としては，女児では尿道括約筋より遠位で開口することが多く，生来の持続性尿失禁を呈する尿管性尿失禁が多い．尿管開口部からの逆行性の尿路感染を認めることもある．男児では括約筋より頭側の後部尿道や精嚢・精管等の開口が多いため尿失禁の症状は呈さずに，尿管拡張や開口組織の嚢胞性拡張を認め，拡張部への逆行性感染で発症することが多い．尿管形成時期に，ウォルフ管によりミュラー管の癒合が誘導されるため，尿管異所開口はミュラー管の形成異常を合併することが報告されている．女児では，このミュラー管の形成異常により重複子宮・一側鎖腟と同側の腎形成異常（腎無形成）を呈する状態は obstructive hemivagina with ipsilateral renal anomaly（OHVIRA）と称され，鎖腟に尿管異所開口が確認されることがある[4]．男児では尿管芽がウォルフ管の異常部位より発芽すると，最終的に射精管・精管・精嚢に異所開口し，同側の腎形成異常と精嚢嚢胞を合併することがあり，Zinner症候群と称される[5]．

3 診断・検査

腹部超音波検査で，異所開口尿管側の腎形成異常，水腎症，膀胱後面の尿管拡張，pseudoureterocele（偽尿管瘤）[6]等を認めるが，MRIやCTも含めた画像検査だけでの確定診断が難しいことがあり，その場合は，造影検査と組み合わせた尿路内視鏡検査が有用である．女児では腟造影が有用であり，尿管腟開口の約80％が造影可能である[7]．腎シンチグラフィによる異所開口尿管所属腎の機能評価は摘出・尿管膀胱新吻合等の治療方針決定に必須である．排尿時膀胱尿道造影は尿失禁を認める患児での排尿状態を確認する目的以外に，両側尿管膀胱頸部開口の際に認められる内尿道括約筋障害やガルトナー管嚢胞開口などの際に認められる流出路通過障害などの評価に有用である．

4 管理・治療方針

　治療の目的は尿失禁の消失，尿路感染のコントロール，拡張尿路・精路の改善，腎機能の温存である．ただし多くの場合，異所開口尿管所属腎の機能は先天性に低下していることが多く[8,9]，腎機能に応じて腎(半腎)摘除もしくは尿管膀胱新吻合術等が選択される．女児の場合，膀胱頸部異常(内尿道括約筋不全)を合併していることがある．この場合，尿管異所開口の治療のみでは尿失禁が持続するため，追加の尿失禁治療(膀胱頸部形成術など)が必要なことがある．

5 腎機能の予後

　異所開口尿管所属腎は，高度の低形成・異形成腎を伴うこともある[3]が，対側腎機能が正常に保たれている限り，治療後の総腎機能の予後は概して良好である．

文献

1) Rosenfeld DL, Lis E: Gartner's duct cyst with a single vaginal ectopic ureter and associated renal dysplasia or agenesis. *J Ultrasound Med* **12**:775-778, 1993
2) Burford CE, Glenn JE, Bueford EH: Ureteral ectopia; a review of the literature and two case reports. *J Urol* **62**:211-218, 1949
3) Borer JG, Bauer SB, Peters CA, Diamond DA, Decter RM, Shapiro E: A single-system ectopic ureter draining an ectopic dysplastic kidney: delayed diagnosis in the young female with continuous urinary incontinence. *Br J Urol* **81**:474-478, 1998
4) Schlomer B, Rodriguez E, Baskin L: Obstructed hemivagina and ipsilateral renal agenesis (OHVIRA) syndrome should be redefined as ipsilateral renal anomalies: cases of symptomatic atrophic and dysplastic kidney with ectopic ureter to obstructed hemivagina. *J Pediatr Urol* **11**:77.e1-6, 2015
5) Haddock P, Wagner JR: Seminal vesicle cyst with ipsilateral renal agenesis and ectopic ureter (Zinner syndrome). *Urology* **85**:e41-42, 2015
6) Sumfest JM, Burns MW, Mitchell ME: Pseudoureterocele: potential for misdiagnosis of an ectopic ureter as a ureterocele. *Br J Urol* **75**:401-405, 1995
7) Son le T, Thang le C, Hung le T, Tram NT: Single ectopic ureter: diagnostic value of contrast vaginography. *Urology* **74**:314-317, 2009
8) Li J, Hu T, Wang M, Jiang X, Chen S, Huang L: Single ureteral ectopia with congenital renal dysplasia. *J Urol* **170**(2 Pt 1):558-559, 2003
9) Scott JE: The single ectopic ureter and the dysplastic kidney. *Br J Urol* **53**:300-305, 1981

5　巨大尿管

1　定義

多様な発生要因により尿管が持続して拡張した病態である．正常小児の場合，尿管径が5mmを超えることは少なく[1]，7〜8mm以上の尿管拡張と定義した報告[2]や，妊娠30週以降で尿管径が7mm以上と定義[3]した報告もあるが，コンセンサスを得た明確な定義はない．形態的には水腎・水尿管症を呈し，その成因としては，膀胱尿管移行部の通過障害，尿管の先天的拡張などの原発性の要因と，下部尿路異常に伴う二次的な拡張などの続発性の要因があり，①閉塞性，②逆流性，③閉塞性逆流性，④非閉塞性非逆流性に大別されている．逆流性巨大尿管は排尿時膀胱尿道造影（voiding cystourethrography：VCUG）等で評価できる．単なる高度膀胱尿管逆流（vesicoureteral reflux：VUR）とは，尿管が拡張した状態が持続性かどうかで区別されるが，閉塞性の定義は明確化されていない．近年，無症候性の場合に初回患側分腎機能が40%以下，または経過中に分腎機能が5%以上の経時的低下を示した場合や画像検査での尿管拡張悪化を閉塞性と定義[3]する報告がなされている．

2　概要

欧米の報告では有病率は2,500〜3,000人に1例とされ[4]，男児が女児の4倍で両側性が25%程度に認められる[5]．原発性閉塞性巨大尿管患児の40%が胎児超音波検査により診断されている[6]．尿管の発生において，2歳までに尿管膀胱移行部の筋層形成が完成するとされ[7]，この形成過程で尿管拡張が一過性に認められることがある．このため，特に非逆流性巨大尿管症で，腎障害のない場合は筋層形成の成熟による自然改善が期待され，70〜90%の高頻度に自然改善が認められると報告[8,9]されている．腎盂尿管移行部通過障害の合併は13%に認められる[10]．

無症候であることが多いが，1歳未満では尿路感染が35%以上と高頻度[11,12]に認められるため，この時期には予防的抗菌療法を行うことが推奨されている[3]．長期的には，尿路感染や腹痛，血尿，尿管結石[13,14]を呈するリスクがある．

3　診断・検査

尿管拡張の経時的評価には超音波検査が有用である．逆流性巨大尿管の診断には排尿時膀胱尿道造影が有用である．閉塞性巨大尿管の場合，尿管通過障害の機能的評価を行う確実な検査方法はなく，利尿レノグラム等による排泄パターンの評価が有用との報告もある[6,15]が，十分なコンセンサスはない．しかし，レノグラムによる分腎機能評価は重要であり，分腎機能低下例は手術治療の必要性が高いことが報告されている[9]．

4 管理・治療方針

　外科的治療は分腎機能低下，尿管拡張進行などの検査所見や尿路感染，腹痛などの症候がみられる場合に適応となり，1歳未満では予防的抗菌療法が推奨される[3]．外科的治療は，尿管膀胱新吻合術が有効であり，尿管径が太い場合には尿管形成術が併せて行われる[16〜19]．保存的管理とした場合も，年長児になってから症候性となる可能性が示され[20]，長期的に経過観察が必要である．

5 腎機能の予後

　巨大尿管患児の腎機能の予後は，適切な管理・手術治療が行われた症例では，多くの場合，良好である．片側巨大尿管症の10〜15%に低形成・異形成腎を合併するとも報告され[21]，無症候性に腎機能低下をきたす症例もあるため，継続的な腎機能の評価が重要である[20]．

文献

1) Cussen LJ: The morphology of congenital dilatation of the ureter: intrinsic ureteral lesions. *Aust N Z J Surg* **41**:185-194, 1971
2) Hellström M, Hjälmås K, Jacobsson B, Jodal U, Odén A: Normal ureteral diameter in infancy and childhood. *Acta Radiol Diagn（Stockh）* **26**:433-439, 1985
3) Farrugia MK, Hitchcock R, Radford A, Burki T, Robb A, Murphy F; British Association of Paediatric Urologists: British Association of Paediatric Urologists consensus statement on the management of the primary obstructive megaureter. *J Pediatr Urol* **10**:26-33, 2014
4) Stoll C, Alembik Y, Roth MP, Dott B, Sauvage P: Risk factors in internal urinary system malformations. *Pediatr Nephrol* **4**:319–323, 1990
5) Williams DI, Hulme-Moir I: Primary obstructive megaureter. *Br J Urol* **42**:140-149, 1970
6) Stehr M, Metzger R, Schuster T, Porn U, Dietz HG: Management of the primary obstructed megaureter（POM）and indication for operative treatment. *Eur J Pediatr Surg* **12**:32-37, 2002
7) Tanagho EA: Intrauterine fetal ureteral obstruction. *J Urol* **109**:196-203, 1973
8) Keating MA, Escala J, Snyder HM 3rd, Heyman S, Duckett JW: Changing concepts in management of primary obstructive megaureter. *J Urol* **142**（2 Pt 2）:636-640, 1989
9) Di Renzo D, Aguiar L, Cascini V, Di Nicola M, McCarten KM, Ellsworth PI, Chiesa PL, Caldamone AA: Long-term followup of primary nonrefluxing megaureter. *J Urol* **190**:1021-1026, 2013
10) Peters CA, Mandell J, Lebowitz RL, Colodny AH, Bauer SB, Hendren WH, Retik AB: Congenital obstructed megaureters in early infancy: diagnosis and treatment. *J Urol* **142**（2 Pt 2）:641-645, 1989
11) Song SH, Lee SB, Park YS, Kim KS: Is antibiotic prophylaxis necessary in infants with obstructive hydronephrosis? *J Urol* **177**:1098-1101, 2007
12) Gimpel C, Masioniene L, Djakovic N, Schenk JP, Haberkorn U, Tönshoff B, Schaefer F: Complications and long-term outcome of primary obstructive megaureter in childhood. *Pediatr Nephrol* **25**:1679-1686, 2010
13) Vereecken RL, Proesmans W: A review of ninety-two obstructive megaureters in children. *Eur Urol* **36**:342-347, 1999
14) Diamond DA, Rickwood AM, Lee PH, Johnston JH: Infection stones in children: a twenty-seven-year review. *Urology* **43**:525-527, 1994
15) Arena S, Magno C, Montalto AS, Russo T, Mami C, Baldari S, Romeo C, Arena F: Long-term follow-up of neonatally diagnosed primary megaureter: rate and predictors of spontaneous resolution. *Scand J Urol Nephrol* **46**:201-207, 2012
16) Starr A: Ureteral plication. A new concept in ureteral tailoring for megaureter. *Invest Urol* **17**:153-158, 1979
17) Kaliciñski ZH, Kansy J, Kotarbiñska B, Joszt W: Surgery of megaureters--modification of Hendren's operation. *J Pediatr Surg* **12**:183-188, 1977
18) Hendren WH: Operative repair of megaureter in children. *J Urol* **101**:491-507, 1969
19) Ben-Meir D, McMullin N, Kimber C, Gibikote S, Kongola K, Hutson JM: Reimplantation of obstructive megaureters with and without tailoring. *J Pediatr Urol* **2**:178-181, 2006
20) Baskin LS, Zderic SA, Snyder HM, Duckett JW: Primary dilated megaureter: long-term followup. *J Urol* **152**（2 Pt 2）:618-621, 1994
21) King LR: Megaloureter definition, diagnosis and management. *J Urol* **123**:222-223, 1980

6 腎瘢痕

1 定義

　種々の原因で腎ネフロンが壊死することにより，病変部が線維化した状態を表現している．本項で取り上げる腎瘢痕[1,2]の多くは上部尿路感染症（urinary tract infection：UTI）に伴い引き起こされる病態であり，感染後の不可逆的な組織障害である．感染以外の病態としては，膀胱尿管逆流（vesicoureteral reflux：VUR）や閉塞性尿路疾患に伴うネフロンへの継続・断続的な高圧負荷[1]，炎症や血流障害などによるネフロン障害が瘢痕形成の原因として考えられる．

　上部尿路感染症や高圧負荷により生じた後天的腎瘢痕が総腎機能に影響を与えるかについては明らかではないが，障害の大きさにより所属腎の糸球体濾過量が低下することは容易に予想される．また，高頻度に二次性高血圧症の原因となることは知られている[2]．

2 診断

　DMSA腎シンチグラフィにて瘢痕の有無や質・量の評価を行う．瘢痕の分類には23ページ図1で示すSmellieらの腎瘢痕分類[3]と日本逆流性腎症フォーラムより提唱されている分類がある（図1）[4]．

　DMSA腎シンチグラフィの腎摂取率で分腎機能を知ることができる．原疾患に対する早期介入の適応の有無については，分腎比40％未満を判断の基準とするが，瘢痕ではなく低形成・異形成腎の可能性もあり，臨床的な他の情報も含めて診療方針を決定する．DMSAシンチグラフィでは，尿路感染症直後に瘢痕ではなく急性炎症巣による集積不良が起こるという点に注意を払う必要があり[4]，瘢痕の診断のためには尿路感染後3か月待って検査する．

3 治療・管理

1 腎瘢痕による高血圧

　腎瘢痕は将来的な高血圧発生の危険因子であるとされている[5〜7]．思春期・青年期に高血圧を発症する傾向があり，思春期に正常な血圧であっても20〜30歳代以降に高血圧となる場合もあり，長期のフォローアップが必要である．このような患者は血漿レニン活性が徐々に上がる傾向がある[5]．上部尿路感染による瘢痕の患者の14〜50％に高血圧が発症したとの報告[8,9]や，逆に小児の高血圧のうち最も多い原因が逆流性腎症であり40％を占めるという報告[10]，小児の高血圧のコホートでVURが2番目に多い原因だったという報告などがある[11]．小児の高血圧は二次性であることが多く，原因検索に腎瘢痕の有無の評価は必須である．また，一般的に高血圧は腎機能低下の危険因子でもあり，腎瘢痕をもつ症例については，

(RN Forum Japan)

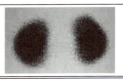

Group 0 (Normal)

腎瘢痕／腎形成異常を認めない

参考）相対腎摂取率＝50±5％（mean±2SD）

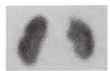 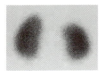

相対腎摂取率＞40％

軽度腎瘢痕（2個まで）／腎形成異常
 a．対側腎正常
 b．対側軽度腎瘢痕（2個まで）／形成異常

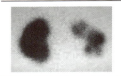 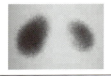

Group 2 (a, b)　相対腎摂取率≦40％

一側高度腎瘢痕（3個以上）／腎形成異常
 a．対側腎正常
 b．対側軽度腎瘢痕（2個まで）／形成異常

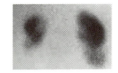 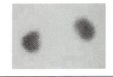

Group 3

両側高度腎瘢痕（3個以上）／腎形成異常

腎サイズはUS所見も参考に

scar(+)   scar(−)

図1 腎瘢痕の分類（日本逆流性腎症フォーラムよりの提唱）

（坂井清英，竹本　淳，近田龍一郎，太田章三，竹田篤史，畠山孝仁，阿部優子，加藤正典，荒井陽一：DMSA腎シンチグラムによるVURの腎障害の評価と落とし穴．日本小児泌尿器科学会雑誌 **18**:16-22, 2009）

定期的な血圧評価，尿蛋白や腎機能の評価が必要である．原疾患である尿路異常が解決されていようとも，腎瘢痕がある場合には高血圧発症や腎機能低下の可能性を考えて，年1回の外来フォローが必要である．高血圧が発症した場合の治療については成書に譲るが，腎保護も考慮に入れた治療薬の選択が望まれる．

文献

1) Peters C, Rushton HG: Vesicoureteral reflux associated renal damage: congenital reflux nephropathy and acquired renal scarring. *J Urol* **184**:265-273, 2010
2) Smellie JM, Prescod NP, Shaw PJ, Risdon RA, Bryant TN: Childhood reflux and urinary infection: a follow-up of 10-41 years in 226 adults. *Pediatr Nephrol* **12**:727-736, 1998
3) Clarke SE, Smellie JM, Prescod N, Gurney S, West DJ: Technetium-99m-DMSA studies in pediatric urinary infection. *J Nucl Med* **37**:823-828, 1996
4) 坂井清英，竹本　淳，近田龍一郎，太田章三，竹田篤史，畠山孝仁，阿部優子，加藤正典，荒井陽一：DMSA腎シンチグラムによるVURの腎障害の評価と落とし穴．日本小児泌尿器科学会雑誌 **18**:16-22, 2009
5) Goonasekera CD, Dillon MJ: Hypertension in reflux nephropathy. *BJU Int* **83**(**Suppl 3**):1-12, 1999
6) Jacobson SH, Eklöf O, Eriksson CG, Lins LE, Tidgren B, Winberg J: Development of hypertension and uraemia after pyelonephritis in childhood: 27 year follow up. *BMJ* **299**:703-706, 1989
7) Arant BS Jr: Vesicoureteric reflux and renal injury. *Am J Kidney Dis* **17**:491-511, 1991
8) Still JL, Cottom D: Severe hypertension in childhood. *Arch Dis Child* **42**:34-39, 1967
9) Londe S: Causes of hypertension in the young. *Pediatr Clin North Am* **25**:55-65, 1978
10) Wyszyńska T, Cichocka E, Wieteska-Klimczak A, Jobs K, Januszewicz P: A single pediatric center experience with 1025 children with hypertension. *Acta Paediatr* **81**:244-246, 1992
11) Arar MY, Hogg RJ, Arant BS Jr, Seikaly MG: Etiology of sustained hypertension in children in the southwestern United States. *Pediatr Nephrol* **8**:186-189, 1994

IV 低形成・異形成腎の管理法

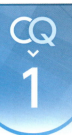

CQ 1 CAKUTの腎機能障害・成長障害進行抑制に水分・Na補充は必要か？

ステートメント

・多尿を伴うCAKUT（特に低形成・異形成腎）では，水分・Naの補充が腎機能障害の進行抑制や，成長障害の改善を認める可能性があるので行うことを提案する． **推奨グレード 2D**

・CAKUTにおいてもCKDステージの進行とともに高血圧や溢水を伴う場合には，水分・Naの制限を行うことを提案する． **推奨グレード 2D**

解説

先天性腎尿路異常（congenital anomalies of the kidney and urinary tract：CAKUT）ではNa再吸収障害や尿濃縮力障害による尿中への水分・Naの喪失を特徴とし[1]，特に低形成・異形成腎では腎機能障害が進行しても比較的Na・水の排泄が保たれる．適切な細胞外液の保持は筋肉の成長に必要であり[2]，Naの喪失は脱水だけでなく，成長障害も引き起こす[3]．

文献検索の結果，これまでCAKUTの腎機能障害・成長障害進行抑制に対する水分・Na補充についてランダム化比較試験は行われておらず，水分・Na補充についての研究はParekhらの報告以外に明確なエビデンスは得られなかった．

海外のガイドラインにおいては，多尿を伴うCAKUTの児において，推奨グレードは低いが水分・Naの補充を考慮すべきとされている．K/DOQI（Kidney Disease Outcomes Quality Initiative）では多尿を伴うCKD（慢性腎臓病）ステージ2～5，5Dの患者において，慢性的な脱水の改善・成長障害の進行抑制のために水分・Naの補充を行うことが推奨されている[a]．CARI（Caring for Australians with Renal Impairment）のガイドラインでもNaCl 4～7 mmol/kg/dayの補充が成長障害の改善のために必要であり，Naの補充が推奨されている[b]．

これらのガイドラインの根拠となっているのは，Parekhらの報告である．1歳未満で多尿を伴うCKDステージ2～5の24例に水分・Na補充を行い，成長障害の改善効果を検討している．治療群において，Na^+として2～4 mEq/kg/day（食塩として0.12～0.24 g/kg/day）と水分（2.0～3.3 mL/cal）の補充を行い，コントロール群をNational Pediatric Growth Special Study of the US Renal Data System（USRDS）に登録された1歳未満の末期腎不全患者41例とAbitbolらによって報告された12例の乳児腎不全患者（literature control群）として，水分・Na補充による成長障害・腎機能障害の進行の程度を比較した．水分・Na補充群において1年後の身長がUSRDS登録患者群と比較し，＋1.37SD（p=0.017），2年後の身長がliterature control群と比較して＋1.83SD（p=0.003）の改善がみられた．また，有意差は得られなかったが，水分・Na補充群で治療開始2年後の推定糸球体濾過量（estimated glomerular filtration rate：eGFR）（Schwartzの推算式）の改善がみられた．これにより，CAKUTの患者においてNaの

補充は，成長障害の改善を認め，腎機能障害の進行を遅らせうる可能性があることを示した[4]．

Na 喪失のある乳児において，母乳や普通ミルクには Na がほとんど含まれていないことに注意すべきである（5～8 mEq/L）．したがって，Na 不足を認める場合には，腎不全用ミルクとして明治低カリウム・中リンフォーミュラ（標準濃度 15% で Na 27 mEq/L）の併用を検討する．Na 含有量が多いほか，K が一般乳よりも抑えられており，CAKUT による慢性腎不全用ミルクとして使用しやすい．血清 Na 低下を認めなくても，Na 不足を除外できないことに留意し，体重減少・血清 Cr 値上昇・血液濃縮などの徴候があれば，溢水・高血圧がないことを確認して，Na および水分を補充することが望ましい．

また，乳児期から慢性腎不全の状態にある小児では食欲が低下しているため，チューブ栄養などの強制栄養で水分・Na の補給が必要になる．

一方慢性腎臓病（chronic kidney disease：CKD）に伴う溢水や不適切な血圧管理は心血管疾患（cardiovascular disease：CVD）発症のリスクとなるため，血圧の管理は重要である．K/DOQI ガイドラインでは性別・身長・年齢によって設定されている血圧の 90% 以下に管理することを推奨している．このため，CAKUT においても CKD ステージの進行とともに高血圧や溢水を伴う場合には，病態に応じた水分・Na の制限が必要となることがある[5〜7]．

検索式

✦ PubMed

((((("Cakut"[Supplementary Concept] OR ("Congenital Anomalies"[TIAB] AND "Kidney"[TIAB] AND "Urinary Tract"[TIAB])) OR ("Branchio-Oto-Renal Syndrome"[Mesh] OR branchio-oto-renal[TIAB] OR branchio-otorenal[TIAB] OR branchiootorenal[TIAB] OR Melnick-Fraser[TIAB] OR "BOR Syndrome"[TIAB] OR Branchio-Oculo-Facial[TIAB]) OR ("Papillorenal syndrome"[TW] OR "optic coloboma"[TIAB] OR "renal coloboma"[TIAB] OR "isolated renal hypoplasia"[TIAB] OR "Townes-Brocks syndrome"[TW] OR "Townes Syndrome"[TIAB] OR Townes-Brocks[TIAB]) OR (oligomeganephronia[TIAB] OR ("renal dysplasia"[TIAB] OR "renal hypoplasia"[TIAB] OR ("kidney dysplasia"[TIAB] OR "kidney hypoplasia"[TIAB] OR "scarred kidney"[TIAB] OR "renal agenesis"[TIAB] OR "Hereditary renal agenesis"[Supplementary Concept]) OR (pelviectasis[TIAB]) OR "fusion anomalies"[TIAB] OR ((("Kidney Diseases/congenital"[MH] OR "Kidney/abnormalities"[MH]) AND ((hypoplasia[TIAB] OR hypoplasic[TIAB]) OR (dysplasia[TIAB] OR dysplasic[TIAB]) OR (ectopia[TIAB]))) OR ("reflux nephropathy"[TIAB])) AND Humans[MH] AND English[LA] AND (("Sodium Chloride"[MH] OR salt[TW] OR sodium[TW] OR saline[TW]) OR (("Body Fluids"[Mesh]) OR (water[TW]) OR ("Growth Disorders"[MH] OR "short stature"[TIAB] OR "Body Height"[MH] OR dwarfism[TW])))

▶検索に加えて委員の間で重要と判断した論文を加えた．

✦ 医中誌 Web

((((((CAKUT/AL) or (Branchio-oto- renal/AL) or ((鰓 - 耳 - 腎症候群 /TH or bor 症候群 /AL)) or (鰓弓耳腎 /AL) or (先天性腎尿路奇形症候群 /AL) or (腎コロボーマ症候群 /AL) or (townes-brocks/AL) or (タウンズ /AL and ブロックス /AL) or ((腎形成不全 /TH or 低形成腎 /AL)) or (異形成腎 /AL) or ((腎瘢痕 /TH or 腎瘢痕 /AL)) or (腎形成不全 /TH or 矮小腎 /AL)) or (腎症 - 逆流性 /TH or 逆流性腎症 /AL)) or (腎尿路奇形 /AL))) and (PT= 会議録除く and CK= ヒト)) and (((水 /TH or 水分 /AL)) or ((食塩 /TH or 塩分 /AL)) or ((減塩食 /TH or 減塩 /AL)) or ((食塩 /TH or 食塩 /AL)) or (脱水症 /TH or 脱水 /AL)) or (溢水 /AL) or ((Sodium/TH or ナトリウム /AL))))) and (PT= 会議録除く)

参考にした二次資料

a) K/DOQI Clinical Practice Guideline for Nutrition in Children with CKD: 2008 update RECOMMENDATION 8: fluid and electrolyte requirements and therapy.

b) Hodson E: Sodium chloride and water intake in children. *Nephrology* **10**（**Suppl 5**）:S211-S2, 2005

文献

1) Rodriguez-Soriano J, Arant BS, Brodehl J, Norman ME: Fluid and electrolyte imbalances in children with chronic renal failure. *Am J Kidney Dis* **7**:268-274, 1986

2) Ray PE, Lyon RC, Ruley EJ, Holliday MA: Sodium or chloride deficiency lowers muscle intracellular pH in growing rats. *Pediatr Nephrol* **10**:33-37, 1996

3) Wassner SJ, Kulin HE: Diminished linear growth associated with chronic salt depletion. *Clin Pediatr*（*Phila*）**29**:719-721, 1990

4) Parekh RS, Flynn JT, Smoyer WE, Milne JL, Kershaw DB, Bunchman TE, Sedman AB: Improved growth in young children with severe chronic renal

insufficiency who use specified nutritional therapy. *J Am Soc Nephrol* **12**:2418-2426, 2001

5) Krautzig S, Janssen U, Koch KM, Granolleras C, Shaldon S: Dietary salt restriction and reduction of dialysate sodium to control hypertension in maintenance haemodialysis patients. *Nephrol Dial Transplant* **13**:552-553, 1998

6) Maduell F, Navarro V: Dietary salt intake and blood pressure control in haemodialysis patients. *Nephrol Dial Transplant* **15**:2063, 2000

7) Shaldon S: Dietary salt restriction and drug-free treatment of hypertension in ESRD patients: A largely abandoned therapy. *Nephrol Dial Transplant* **17**:1163-1165, 2002

●システマティックレビューの詳細については，厚生労働科学研究費補助金　難治性疾患等克服研究事業（難治性疾患等政策研究事業（難治性疾患政策研究事業））『腎・泌尿器系の希少・難治性疾患群に関する診断基準・診療ガイドラインの確立』研究班（研究代表者：飯島一誠）の平成 28 年度総括分担研究報告書に記載した．

CQ2 低形成・異形成腎に対して薬物療法は腎機能障害進行抑制に有用か？

ステートメント

・高血圧を伴うCKDステージ2〜4の低形成・異形成腎の小児では、腎機能障害進行抑制効果が期待できるため、ACE阻害薬を中心とした降圧薬による降圧療法を提案する．

推奨グレード 2D

・低形成・異形成腎患者では腎機能障害進行抑制効果が期待できるため、球形吸着炭の使用を提案する．

推奨グレード 2D

解説

　このCQに対するシステマティックレビューを行うにあたり，それぞれの文献において定義されたアウトカムである「腎機能障害進行抑制効果」について検討する必要がある．これは直接的に腎生存率をアウトカムとして検討した研究のみならず，蛋白尿減少効果を間接的に腎保護効果としたものも存在するためである．ただし低形成・異形成腎は，慢性腎臓病（chronic kidney disease：CKD）の原因として一般的な糸球体性疾患よりも蛋白尿を認める頻度は低く，また蛋白尿は認めたとしても高度蛋白尿は少ないとされる．よって高度蛋白尿を認めない低形成・異形成腎においても，蛋白尿減少効果を腎保護効果と扱ってよいかについては議論の余地がある．また治療に関しても，複合的効果を有する薬剤については，腎機能障害進行抑制効果をもたらすそれぞれの機序に関して検討する必要がある．具体的に述べると，降圧薬は降圧効果自体が腎機能障害進行を抑制するのみならず，蛋白尿減少効果が相乗的に腎機能障害の進行を抑制する．つまりこのCQに関連した研究としては「腎機能障害進行抑制の手段として蛋白尿減少効果を狙うもの」から，上記の通り「蛋白尿減少効果自体をアウトカムとしているもの」まで広く存在するため，それぞれの視点での評価が必要である．

　以上より本項では，まず評価対象薬剤を降圧薬とその他の2つに分け，降圧薬に関してはさらに治療効果と治療評価項目を2つに分けて検討することとした．具体的には，治療評価項目を①腎生存率の改善と②蛋白尿減少率に分け，前者に関しては治療効果を①降圧効果（血圧管理）と②降圧効果以外（蛋白尿減少効果や腎保護効果）の2つに分けて評価した．

1 降圧薬

1 腎生存率の改善

a）降圧効果（血圧管理）

　ESCAPE trialは低形成・異形成腎（69%：264/385例）を含めた小児CKDステージ2〜4に

対して，一定量のアンジオテンシン変換酵素（ACE）阻害薬とその他の降圧薬を用いて血圧管理を行い，降圧目標の高低（年齢ごとの 50 パーセンタイル値と 99 パーセンタイル値）で腎機能障害進行抑制効果を検討したランダム化比較試験である．この研究では，低形成・異形成腎においても厳密な血圧管理により高い腎生存率が得られることが示され[1]，これは蛋白尿が多い場合ほど顕著であった．したがって降圧薬の種類にかかわらず，十分な血圧管理を行うことで低形成・異形成腎においても腎予後の改善が期待できる．

b）降圧効果以外（蛋白尿減少効果，腎保護効果）

ItalKid Project は低形成・異形成腎患者において，ACE 阻害薬使用例と背景因子を適合させた非使用例を比較し，ACE 阻害薬の腎保護効果を検討した後方視的観察研究である[2]．この研究では ACE 阻害薬使用の有無で腎生存率に有意差を認めなかった．しかし各群における蛋白尿の程度や血圧，下部尿路異常の合併率など，腎機能障害進展因子については示されておらず，これらが影響した可能性は否定できない．それでも低形成・異形成腎では蛋白尿や高血圧の合併率が高くはないであろうことを考慮すれば，これらを合併しない低形成・異形成腎では ACE 阻害薬による腎保護効果は期待しにくいと考えられる．一方で，62%（278/447）を CAKUT が占める日本の小児 CKD 患者を対象とした後方視的観察では，蛋白尿は腎機能障害進行の危険因子であった[3]．よって有意な蛋白尿を認める場合には，蛋白尿減少効果により腎機能障害の進行抑制は期待できる．なお蛋白尿を有する低形成・異形成腎に限定した，降圧薬の蛋白尿減少効果や腎保護効果による腎生存率の改善を検討した妥当性の高い研究は認めなかった．

2 蛋白尿減少率

一般論として，高血圧の改善は糸球体内圧低下につながり蛋白尿を減少させると考えられるが，低形成・異形成腎に限定してそれを直接的に示した研究はない．小児 CKD 患者を対象とした後方視的観察研究である CKiD study では，蛋白尿増加の危険因子は糸球体濾過量（glomerular filtration rate：GFR），人種（白人以外），原疾患（糸球体性疾患）と結論づけており，低形成・異形成腎を含む非糸球体性疾患ではレニン・アンジオテンシン系（RAS）阻害薬の蛋白尿減少効果を示せなかった[4]．しかし非糸球体性疾患全体の蛋白尿平均値は高くなく，高度蛋白尿を有する非糸球体性疾患における RAS 阻害薬の有効性については検討されていないため，RAS 阻害薬の有効性を否定するものではない．

*　　　*　　　*

以上より，腎生存率の改善には高血圧の是正が最も重要である．少なくとも高血圧を伴う CKD ステージ 2 ～ 4 の低形成・異形成腎の小児では，腎機能障害進行抑制のために RAS 阻害薬，特に ACE 阻害薬を中心とした十分な降圧療法が妥当と考えられる．そしてこの場合には，可能であれば年齢・体格に合わせた血圧基準値の 50 パーセンタイル以下を目標とした血圧管理が望ましい．しかし，血圧低下に伴いふらつきなどの症状を認める場合はその限りではなく，90 パーセンタイル未満までの血圧管理でもよいと考えられる．

一方で明確なエビデンスは存在しないが，CKD ステージ 1 においても高血圧を合併すれば十分な降圧が望ましいと考えられ，降圧薬の使用が推奨される（実際に CKD ステージ 1 の低形成・異形成腎は高血圧を呈する可能性は低いと考えられ，実際の診療にあたっては高血圧の原因検索が必要である）．なお RAS 阻害薬は糸球体濾過圧低下による二次的な腎機能

障害進行に注意すべきで，また小児で頻繁に使用される Ca 受容体拮抗薬（CCB）の多くは糸球体内圧を上昇させ蛋白尿を増加させる可能性があり，薬剤選択において画一的にどちらが望ましいというものではない．少なくとも RAS 阻害薬や CCB を単独で使用し降圧効果と腎生存率を評価した研究は存在せず，降圧薬の選択に関しては個々の症例ごとに判断すべきである（経口 RAS 阻害薬と経口 CCB の参考投与量を表 1[a〜c]に示す）．CKD ステージ 5 到達後については，到達後も多尿を呈し腎代替療法を要するまで比較的時間がかかることを考慮すると，高血圧を認める場合にはごく少量からであれば降圧薬を開始することは妥当性があると考える．ただし前述の通り，RAS 阻害薬，CCB のいずれも腎機能障害進展に寄与する可能性にも注意すべきである．特に乳幼児など経口摂取が安定せず脱水の危険性の高い小児においては，急激に腎機能障害が進行するリスクを考慮すると，CKD ステージ 5 到達後の RAS 阻害薬の新規導入は推奨されない．

尿蛋白減少効果については，原則として低形成・異形成腎に対する ACE 阻害薬の画一的な使用は推奨されないが，一般的な CKD では RAS 阻害薬は糸球体内圧減少効果や蛋白尿

表1 経口 RAS 阻害薬（ACE 阻害薬，ARB）と経口 Ca 受容体拮抗薬（CCB）の参考投与量

種類	一般名	代表商品名	作用時間	開始量（最大開始量）	最大量	成人量	保険適用	用法	備考
ACE阻害薬	リシノプリル	ロンゲス®	長時間	0.07mg/kg/day（5mg/day）	0.6mg/kg/day（20mg/day）	10〜20 mg/day	6歳以上	分1	
ACE阻害薬	エナラプリル	レニベース®	長時間	0.08mg/kg/day（5mg/day）	0.3mg/kg/day（10mg/day）	5〜10 mg/day	生後1か月以上	分1	
ACE阻害薬	カプトプリル	カプトリル®	短時間	0.9〜1.5mg/kg/day	6mg/kg/day（150mg/day）	37.5〜75 mg/day	保険適用外	分3	
ARB	バルサルタン	ディオバン®	長時間	20mg/day（体重35kg未満）40mg/day（体重35kg以上）	40mg/day（体重35kg未満）80mg/day（体重35kg以上）	40〜160 mg/day	6歳以上	分1	
ARB	カンデサルタン	ブロプレス®	長時間	0.2mg/kg/day	0.4mg/kg/day（12mg/day）	4〜12 mg/day	保険適用外	分1〜2	腎障害を認める場合は8mg/dayを上限とする
ARB	ロサルタン	ニューロタン®	長時間	0.7mg/kg/day	1.4mg/kg/day（100mg/day）	25〜100 mg/day	保険適用外	分1	
CCB	アムロジピン	ノルバスク®アムロジン®	長時間	0.06mg/kg/day（2.5mg/day）	0.3mg/kg/day（5mg/day）	2.5〜10 mg/day	6歳以上	分1	
CCB	ニフェジピン	セパミット®アダラート®	短時間	0.25〜0.5mg/kg/回	10mg/回（30mg/day）	30 mg/day	保険適用外	分3	
CCB	ニフェジピン徐放	セパミットR®アダラートL®	長時間	0.25〜0.5mg/kg/day	3mg/kg/day（80mg/day）	20〜80 mg/day	保険適用外	分1〜2	成人は10〜20mg 分1から開始

腎機能障害を認める場合，RAS 阻害薬は開始量をさらに減量する必要がある．
妊婦における RAS 阻害薬の使用は，胎児の renal tubular dysgenesis の原因となるため禁忌である．
（二次資料 a〜c より薬剤添付文書や日本の保険などの現状に合わせて改変し作成）

減少効果を有するためその使用は推奨されており[d]，有意な蛋白尿を認める場合にはACE阻害薬の使用を考慮してもよい．アンジオテンシンⅡ受容体拮抗薬（ARB）については，低形成・異形成腎に対する有効性のエビデンスはACE阻害薬以上に存在せず，対象を小児CKD患者に拡大してもエビデンスは不十分である．高度蛋白尿を有する小児CKD患者に対するARBの二重盲検ランダム化比較試験では有意な蛋白尿減少効果が示され[5]，またこの参加者の一部を対象として行われたACE阻害薬とARBを比較した二重盲検ランダム化比較試験では，ACE阻害薬とARBは同等の蛋白尿減少効果を有することが示された[6]が，原疾患の大半を糸球体性疾患が占めており，この結果を低形成・異形成腎にそのまま適用することは困難である．しかし低形成・異形成腎に対しARBが無効あるいは有効性に乏しいとする報告も認めず，副作用のためにACE阻害薬を用いにくい場合には，ARBを腎保護療法として用いることは考慮してもよいと考えられる．ただしRAS阻害薬の使用にあたっては，血圧低下や腎血流低下を引き起こし腎機能障害が進行する可能性も考慮すべきであり，使用する場合には十分な注意を要する．さらに蛋白尿減少効果を狙ってのACE阻害薬とARBの併用については，短期的に有効性を示した症例報告は散見するがその数は少なく，副作用として血清K値上昇の報告を認める[7]．また前述のACE阻害薬とARBを比較した二重盲検ランダム化比較試験[6]では，管理に難渋し最終的に24例にACE阻害薬とARBを併用したが，うち4例（17%）において腎機能障害もしくは重度の低血圧を認めた．これはACE阻害薬もしくはARBでの単剤治療よりも有意に頻度が高かったとされる．さらに成人ではACE阻害薬単独とARB単独，ACE阻害薬とARBの併用療法の3つに関する大規模な比較検討試験（ONTARGET study）もあり[8]，併用療法は予後を改善しないどころか，低血圧や腎機能障害といった副作用を呈する危険があると結論づけている．低形成・異形成腎が血管内脱水をきたしやすい疾患であることを考慮すると，副作用の危険性は糸球体性疾患よりも高いと考えられ，低形成・異形成腎においてもACE阻害薬とARBの併用は推奨されない．ただしRAS阻害薬を含む複数の降圧薬を併用しても血圧管理が不十分な場合にはその限りではなく，状況に応じて適宜判断すべきである．また成人では，アルドステロン受容体拮抗薬やレニン受容体拮抗薬による蛋白尿減少効果なども検討されているが，そのエビデンスは不十分である．さらに小児や低形成・異形成腎での使用経験が乏しいことも踏まえると，副作用のリスクに見合うだけの長期的な有効性について根拠を認めないため，それらの使用は推奨されない．

なお蛋白尿や高血圧を認めない場合は，降圧薬の有用性は明らかでなく基本的には推奨されない．特に乳幼児など，経口摂取が安定せず脱水の危険性の高い小児におけるRAS阻害薬は，デメリットがメリットを上回ると考えられるため，盲目的な使用は控えるべきである．

2 球形吸着炭

従来使用されている球形吸着炭は，成人では推定糸球体濾過量（eGFR）と推定クレアチニンクリアランスの低下速度を緩和するとされてきたが[9]，近年の研究ではプラセボと比較して有意差を認めなかったとされ[10]，十分な結論は得られていない．一方小児に関しては，海外では検討がなされていないが，日本の小児における酒井らの検討では腎機能障害進行速度を遅らせたと報告された[11]．添付文書上，小児での安全性は確立していないとされてはいるものの，従来大きな副作用なく使用されていることもあり，低形成・異形成腎においても腎

CQ 2　低形成・異形成腎に対して薬物療法は腎機能障害進行抑制に有用か？

機能障害進行抑制効果を期待し，その使用を考慮する．

検索式

◆ PubMed

（((((("Renal Insufficiency, Chronic"[MH] OR "Kidney Failure, Chronic"[MH] OR（"Kidney Diseases"[MH] AND "Chronic Disease"[MH]）OR "Chronic Renal Insufficiency"[TIAB] OR "Chronic Kidney Insufficiency"[TIAB] OR "Chronic Renal Disease*"[TIAB] OR "Chronic Kidney Disease*"[TIAB]）OR （(("Cakut"[Supplementary Concept] OR（"Congenital Anomalies"[TIAB] AND "Kidney"[TIAB] AND "Urinary Tract"[TIAB]））OR （"Branchio-Oto-Renal Syndrome"[Mesh] OR branchio-oto-renal[TIAB] OR branchio-otorenal[TIAB] OR branchiootorenal[TIAB] OR Melnick-Fraser[TIAB] OR "BOR Syndrome"[TIAB] OR Branchio-Oculo-Facial[TIAB]）OR（"Papillorenal syndrome"[TW] OR "optic coloboma"[TIAB] OR "renal coloboma"[TIAB] OR "isolated renal hypoplasia"[TIAB]）OR "Townes-Brocks syndrome"[TW] OR "Townes Syndrome"[TIAB] OR Townes-Brocks[TIAB]））OR（oligomeganephronia[TIAB]）OR（"renal dysplasia"[TIAB] OR "renal hypoplasia"[TIAB] OR "kidney dysplasia"[TIAB] OR "kidney hypoplasia"[TIAB] OR "scarred kidney"[TIAB] OR "renal agenesis"[TIAB] OR（"Hereditary renal agenesis"[Supplementary Concept]）OR（pelviectasis[TIAB]）OR "fusion anomalies"[TIAB] OR ((("Kidney Diseases/congenital"[Mesh] OR（"Kidney/abnormalities"[Mesh]))AND (((hypoplasia[TIAB] OR hypoplasic[TIAB]）OR（dysplasia[TIAB] OR dysplasic[TIAB]))OR（ectopia[TIAB])))OR "reflux nephropathy"[TIAB]))) AND（"Hypertension/prevention and control"[MH] OR "Hypertension/therapy"[MH] OR "Angiotensin-Converting Enzyme Inhibitors"[MH] OR "Angiotensin Receptor Antagonists"[MH] OR "Angiotensin II Type 1 Receptor Blockers"[MH] OR "Angiotensin II Type 1 Receptor Blockers"[PA] OR angiotensin[TW] OR renin[TW] OR RAS[TIAB] OR ACE[TIAB] OR ARB[TIAB]）OR（"Calcium Channel Blockers"[MH] OR "Calcium Channel Blockers"[PA] OR aliskiren[TW] OR "activated charcoal"[TW] OR AST-120[TW] OR spironolactone[TW])))AND（"Child"[MH] OR "Infant"[MH]))AND Humans[MH] AND（English[LA] OR Japanese[LA]）

◆ 医中誌 Web

((((((((慢性腎臓病/AL) or (CKD/TA)) or (腎不全-慢性/TH) or ((腎臓疾患/TH) and ((慢性疾患/TH) or (慢性/TA))))and ((CK=ヒト) and (CK=新生児,乳児(1〜23ヶ月),幼児(2〜5),小児(6〜12),青年期(13〜18)))) or ((((慢性腎臓病/AL) or (CKD/TA)) or (腎不全-慢性/TH) or (腎臓疾患/TH) and (慢性疾患/TH) or (慢性/TA or (((CAKUT/AL) or (Branchio-oto-renal/AL)) or (鰓-耳-腎症候群/TH or bor症候群/AL)) or (鰓弓耳腎/AL) or (先天性腎尿路奇形症候群/AL) or (腎コロボーマ症候群/AL) or (townes-brocks/AL) or (タウンズ/AL and ブロックス/AL) or ((腎形成不全/TH or 低形成腎/AL)) or (異形成腎/AL) or ((腎瘢痕/TH or 腎瘢痕/AL)) or (腎形成不全/TH or 矮小腎/AL)) or (腎症-逆流性/TH or 逆流性腎症/AL)) or (腎尿路奇形/AL)))))))and (小児/TA)))and ("Angiotensin-Converting Enzyme Inhibitors"/TH or ras 阻害薬/AL or ras 抑制/AL or 腎保護/AL or Angiotensins/TH or アンジオテンシン/AL or Angiotensins/TH or アンギオテンシン/AL or "Angiotensin Receptor Antagonists"/TH or ace 阻害/AL or arb/TA or AST-120/TH or 球形吸着炭/AL)))and (PT=会議録除く)

検索に加えて委員の間で重要と判断した論文を加えた．

参考にした二次資料

a）National High Blood Pressure Education Program Working Group on High Blood Pressure in Children and Adolescents: The Fourth Report on the Diagnosis, Evaluation, and Treatment of High Blood Pressure in Children and Adolescents. *Pediatrics* **114**: 555-576, 2004

b）Lurbe E, Cifkova R, Cruickshank JK, Dillon MJ, Ferreira I, Invitti C, Kuznetsova T, Laurent S, Mancia G, Morales-Olivas F, Rascher W, Redon J, Schaefer F, Seeman T, Stergiou G, Wühl E, Zanchetti A; European Society of Hypertension: Management of high blood pressure in children and adolescents: recommendations of the European Society of Hypertension. *J Hypertens* **27**:1719-1742, 2009

c）Avner ED, Harmon WE, Niaudet P, Yoshikawa N, Emma F, Goldstein SL（eds）: *Pediatric Nephrology* 7th ed. Springer, 2016

d）日本腎臓学会（編）：エビデンスに基づく CKD 診療ガイドライン 2013．東京医学社，2013

文献

1）The ESCAPE Trial Group: Strict blood-pressure control and progression of renal failure in children. *N Engl J Med* **361**:1639-1650, 2009

2）Ardissino G, Viganò S, Testa S, Daccò V, Paglialonga F, Leoni A, Belingheri M, Avolio L, Ciofani A, Claris-Appiani A, Cusi D, Edefonti A, Ammenti A, Cecconi M, Fede C, Ghio L, La Manna A, Maringhini S, Papalia T, Pela I, Pisanello L, Ratsch IM; ItalKid Project: No clear evidence of ACEi efficacy on the progression of chronic kidney disease in children with hypodysplastic nephropathy--report from the ItalKid Project database. *Nephrol Dial Transplant* **22**:2525-2530, 2007

3）Ishikura K, Uemura O, Hamasaki Y, Ito S, Wada N, Hattori M, Ohashi Y, Tanaka R, Nakanishi K, Kaneko T, Honda M; Pediatric CKD Study Group in Japan; Committee of Measures for Pediatric CKD of Japanese Society of Pediatric Nephrology: Progression to end-stage kidney disease in Japanese children with chronic kidney disease: results of a nationwide prospective cohort study. *Nephrol Dial Transplant* **29**:878-884, 2014

4）Wong CS, Pierce CB, Cole SR, Warady BA, Mak RH, Benador NM, Kaskel F, Furth SL, Schwartz GJ; CKiD Investigators: Association of proteinuria with race, cause of chronic kidney disease, and glomerular filtration rate in the chronic kidney disease in children study. *Clin J Am Soc Nephrol* **4**:812-819, 2009

5）Webb NJ, Lam C, Loeys T, Shahinfar S, Strehlau J, Wells TG, Santoro E, Manas D, Gleim GW: Randomized, double-blind, controlled study of losartan in children with proteinuria. *Clin J Am Soc Nephrol* **5**:417-424, 2010

6）Webb NJ, Shahinfar S, Wells TG, Massaad R, Gleim GW, Santoro EP, Sisk CM, Lam C: Losartan and enalapril are comparable in reducing proteinuria in children. *Kidney Int* **82**:819-826, 2012

7）Litwin M, Grenda R, Sladowska J, Antoniewicz J: Add-on therapy with angiotensin II receptor 1 blocker in children with chronic kidney disease already treated with angiotensin-converting enzyme inhibitors. *Pediatr Nephrol* **21**:1716-1722, 2006

8) ONTARGET Investigators, Yusuf S, Teo KK, Pogue J, Dyal L, Copland I, Schumacher H, Dagenais G, Sleight P, Anderson C: Telmisartan, ramipril, or both in patients at high risk for vascular events. *N Engl J Med* **358**:1547-1559, 2008

9) Akizawa T, Asano Y, Morita S, Wakita T, Onishi Y, Fukuhara S, Gejyo F, Matsuo S, Yorioka N, Kurokawa K; CAP-KD Study Group: Effect of a Carbonaceous Oral Adsorbent on the Progression of CKD: A Multicenter, Randomized, Controlled Trial. *Am J Kidney Dis* **54**:459-467, 2009

10) Schulman G, Berl T, Beck GJ, Remuzzi G, Ritz E, Arita K, Kato A, Shimizu M: Randomized Placebo-Controlled EPPIC Trials of AST-120 in CKD. *J Am Soc Nephrol* **26**:1732-1746, 2015

11) 酒井　糾，伊藤　拓，伊藤克己：小児慢性腎不全に対するクレメジン®の調査結果．腎と透析 **45**:115-129, 1998

●システマティックレビューの詳細については，厚生労働科学研究費補助金　難治性疾患等克服研究事業（難治性疾患等政策研究事業（難治性疾患政策研究事業））『腎・泌尿器系の希少・難治性疾患群に関する診断基準・診療ガイドラインの確立』研究班（研究代表者：飯島一誠）の平成 28 年度総括分担研究報告書に記載した．

索引

和文

[い]

異形成腎　9
異所性尿管瘤　41
遺伝カウンセラー　31
遺伝カウンセリング　30

[か]

下部尿路管理　38
下部尿路機能障害　37
間欠性水腎症　36

[き]

希釈尿　13
偽尿管瘤　43
逆流性　45
球形吸着炭　53
巨大尿管　45

[け]

血清β_2ミクログロブリン　16
血清クレアチニン　16

[こ]

降圧薬　53
高血圧　47
後部尿道弁　37

[し]

シスタチンCの基準値　16
次世代シークエンサー　32

腎シンチグラフィ　42, 43
腎長径　21
腎尿路の発生　6
腎瘢痕　8, 47
腎無形成　8

[す]

推奨グレード　viii
推定糸球体濾過量（GFR）　16
推定糸球体濾過量計算式（eGFR）　19
水分　50

[せ]

成長障害　13, 50

[そ]

総腎機能　36

[た]

ターゲットリシークエンス　32
胎児治療　38
多尿　50
多嚢胞性異形成腎（MCDK）　10, 21
蛋白尿減少効果　53

[て]

低形成腎　8
定時排尿　38

[に]

尿管異所開口　43
尿管形成術　46

尿管瘤　　41
尿失禁　　43
尿蛋白/尿Cr比（g/gCr）　　18
尿路拡張　　37, 41

[ね]

ネフロン癆関連シリオパチー　　26

[は]

発症前診断　　30

[ひ]

非閉塞性非逆流性　　45

[へ]

閉塞性　　45

[ほ]

保因者診断　　30
膀胱内型尿管瘤　　41
膀胱尿管逆流　　37, 41

[り]

利益相反　　viii

欧文

[C]

CAKUTの病因　　7

[D]

DMSA　　22
Down症候群　　26
DTPA　　22

[E]

ectopic ureterocele　　41
eGFR　　16
estimated glomerular filtration rate（eGFR）　　16

[I]

intravesical ureterocele　　41

[M]

MAG3　　22
magnetic resonance urography（MRU）　　23
MCDK　　10, 21
MRU　　23
multicystic dysplastic kidney（MCDK）　　10, 21

[N]

Na　　50

[O]

obstructive hemivagina with ipsilateral renal anomaly（OHVIRA） 43
OHVIRA 43
oligomeganephronia 9

[P]

Potter 症候群 8, 10, 11
Potter sequence 14
pseudoureterocele 43

[R]

renal agenesis 8
renal tubular dysgenesis（RTD） 10, 26
RTD 10, 26

[V]

valve bladder syndrome 38

[Z]

Zinner 症候群 43

数字

4p 欠失症候群 26
^{99m}Tc-diethylenetriamine penta-acetic acid（DTPA） 22
^{99m}Tc-dimercaptosuccinic acid（DMSA） 22
^{99m}Tc-mercaptoacetyltriglycine（MAG3） 22

- **JCOPY** 〈㈳出版者著作権管理機構 委託出版物〉
  本書の無断複写は著作権法上での例外を除き禁じられています．
  複写される場合は，そのつど事前に，㈳出版者著作権管理機構
  （電話 03-3513-6969，FAX03-3513-6979，e-mail：info@jcopy.or.jp）
  の許諾を得てください．

- 本書を無断で複製（複写・スキャン・デジタルデータ化を含みます）
  する行為は，著作権法上での限られた例外（「私的使用のための複
  製」など）を除き禁じられています．大学・病院・企業などにお
  いて内部的に業務上使用する目的で上記行為を行うことも，私的
  使用には該当せず違法です．また，私的使用のためであっても，
  代行業者等の第三者に依頼して上記行為を行うことは違法です．

低形成・異形成腎を中心とした先天性腎尿路異常（CAKUT）の腎機能障害進行抑制のためのガイドライン

ISBN978-4-7878-2256-7

2016年10月7日　初版第1刷発行

編　集	厚生労働科学研究費補助金　難治性疾患等克服研究事業 （難治性疾患等政策研究事業（難治性疾患政策研究事業）） 「腎・泌尿器系の希少・難治性疾患群に関する診断基準・診療ガイドラインの確立」研究班
発 行 者	藤実彰一
発 行 所	株式会社　診断と治療社 〒100-0014　東京都千代田区永田町2-14-2　山王グランドビル4階 TEL：03-3580-2750（編集）　03-3580-2770（営業） FAX：03-3580-2776 E-mail：hen@shindan.co.jp（編集） 　　　　eigyobu@shindan.co.jp（営業） URL：http://www.shindan.co.jp/
イラスト	小牧良次（有限会社イオジン）
印刷・製本	広研印刷 株式会社

© 厚生労働科学研究費補助金　難治性疾患等克服研究事業（難治性疾患等政策研究事業（難治性疾患政策研究事業））「腎・泌尿器系の希少・難治性疾患群に関する診断基準・診療ガイドラインの確立」研究班，2016. Printed in Japan.

[検印省略]

乱丁・落丁の場合はお取り替えいたします．